灾难医学救援的
伦理问题

主编 赵欣 暨

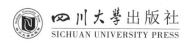
四川大学出版社
SICHUAN UNIVERSITY PRESS

图书在版编目（CIP）数据

灾难医学救援的伦理问题 / 赵欣，晏会，胡海主编
. — 成都：四川大学出版社，2023.9
ISBN 978-7-5690-5946-5

Ⅰ．①灾… Ⅱ．①赵… ②晏… ③胡… Ⅲ．①灾害－
急救医疗－伦理－研究 Ⅳ．① R-052

中国国家版本馆 CIP 数据核字（2023）第 020225 号

书　　名：灾难医学救援的伦理问题
　　　　　Zainan Yixue Jiuyuan de Lunli Wenti
主　　编：赵 欣 晏 会 胡 海

选题策划：周　艳
责任编辑：周　艳
责任校对：倪德君
装帧设计：墨创文化
责任印制：王　炜

出版发行：四川大学出版社有限责任公司
　　　　　地址：成都市一环路南一段 24 号（610065）
　　　　　电话：（028）85408311（发行部）、85400276（总编室）
　　　　　电子邮箱：scupress@vip.163.com
　　　　　网址：https://press.scu.edu.cn
印前制作：四川胜翔数码印务设计有限公司
印刷装订：四川煤田地质制图印务有限责任公司

成品尺寸：170mm×240mm
印　　张：7.75
字　　数：110 千字

版　　次：2023 年 9 月 第 1 版
印　　次：2023 年 9 月 第 1 次印刷
定　　价：38.00 元

扫码获取数字资源

四川大学出版社
微信公众号

本社图书如有印装质量问题，请联系发行部调换

目　录

第一章

概述

一、灾难

灾难是超出受影响地区现有资源承受能力的各类突发事件。突发事件，是指突然发生，造成或者可能造成严重社会危害，需要采取应急处置措施予以应对的自然灾害、事故灾难、公共卫生事件和社会安全事件。灾难最重要的特点是受影响地区甚至是国家难以应对，后勤保障供给无法满足，同时易导致一系列的伦理困境。

二、灾难医学

灾难医学是一门对临床医学各专业（内科、外科、妇科、儿科、公共卫生、流行病学、创伤手术学、急危重症医学、军事医学、传染病学、社区医学、国际医学等）进行研究，将其运用到防灾、减灾、救灾的实践中，为灾难幸存者提供医疗保健卫生服务，并在整个灾难周期中提供与医学相关的灾前准备、备灾计划、灾难响应，帮助灾后恢复，及时解决灾难带来的健康问题的综合性学科。

灾难医学还要与灾难管理有关的其他非医学学科进行合作，主要研究各种灾难情况下如何实施紧急医学救援、疾病预防和卫生保障，涉及灾难预防、灾难现场急救、救援的组织管理和灾后重建等多方面，除了关注医学问题，还关注非医学问题。例如，在重大灾难的救援过程中，会涉及由谁去解救，救出来以后由谁救治、如何救治、如何转移后送和安置等问题。

在重大灾难中，环境危险多变，各种次生灾难随时可能发生，救援工作必须及时迅速；重大灾难涉及地域广，伤患伤情复杂，需要创伤救治、心理安抚和防疫等同时进行；重大灾难发生时往往需要各地救援队伍前往灾区，要求指挥坚强有力、得当，处置协调。灾难医学救援需要救援队迅速抵达灾难现场，在艰苦恶劣的环境中，利用有限的人力资源和简便的设备，尽快完成伤患的检伤分类并进行救治。

三、灾难医学伦理

（一）医学伦理与灾难伦理

医学伦理学的常见原则：（1）有利，医疗卫生人员帮助伤患，必须以一种促进伤患健康的方式进行。（2）不伤害，不对伤患造成伤害或使伤患面临不必要的风险。（3）公正，公正地对待每个人，不考虑种族、宗教、信仰或社会经济地位。（4）自主，保证伤患在适当的知情同意下做出选择和决定的自由，但前提是伤患必须有足够的知识和自主能力。除此之外，医学伦理学的原则还有公平（公平分配资源，同时特别注意保证弱势人群得到公平对待）、尊重（所有伤患都必须得到尊重）、团结（在资源有限的情况下，考虑其他伤患的需要）等。

目前较多学者认为当代西方生命伦理学在灾难中的应用存在较大局限性，主要原因是：灾区人员无法利用现有资源应对灾难；当代西方生命伦理学非常注重个人利益和个人权利，而灾难的特殊性却要求人们关注大部分人的利益和权利。因此，灾难医学伦理学应运而生，是一个新兴的生命伦理学领域。

（二）个人权利与公共卫生

灾难响应阶段，救援队必须全面了解灾难，知道灾难期间会发生什么和预计会发生什么，还必须了解与灾难中与伦理有关的合理要求，并做好心理准备。灾难环境中救援队所面临的伦理问题与日常生活中有所区别，在灾难响应、灾后恢复等不同灾难阶段，救援队所面临的伦理困境也可能有所不同。伦理准则的应用必须考虑到宗教、文化和种族背景等因素。即使护理标准不会因这些因素而改变，救援队也必须对这些因素保持敏感，避免冒犯任何人或群体。

在情况较复杂的灾难检伤分类过程中，可能会出现与实用主义和公平问题有关的冲突。一般来说，实用主义并不用于日常医疗实践。如何高效地从日常医疗实践向应急救援转变可能是救援人员不得不面对的挑战。另外，考虑到灾难幸存者所遭受的生理和心理压力，他们是否能够自主做出决定？如何应对灾区文化和救援人员的文化差异？此外，在某些疾病需要监测和报告的情况下，自主和隐私原则有时也会发生冲突。

人们普遍认为，在灾难管理和应对过程中存在伦理问题。红十字会与红新月会国际联合会（International Federation of Red Cross and Red Crescent Societies，IFRC）和世界医学协会等相关组织都发布了一些灾难相关的行为准则或伦理声明，如 IFRC 提出的关于灾难中非政府组织采取行动的基本行为准则：①保证人道主义的必要性。②进行救援时不分种族、信仰或国籍，优先级仅根据受伤情况确定。③救援不带有政治或宗教立场。④救援不作为政府外交的工具。⑤尊重文化和习俗。⑥努力增强当地的灾难应对能力。⑦让受益人群参与救灾援助管理。⑧救济援助必须努力降低灾难脆弱性并满足基本需求。⑨对寻求援助的人和获取资源处负责。⑩保障受害者的尊严。然而，灾难事件中的伦理决策往往涉及很多不确定性和风险，这些相关声明和准则需要进一步优化，以更好地运用在实践中。

灾难医学伦理学研究道德行为问题、是非对错问题，其中许多问题发生在医疗资源供给方面，如如何回应受灾人群需求问题。此外，医疗资源需求要求人们研究如何实现最好的分配。灾难医学伦理学也需要讨论灾难研究所产生的伦理问题。灾难研究涵盖各种研究类型，会产生不同的伦理问题。部分人质疑灾难期间进行研究的合理性，他们认为在灾难期间，重点应该集中在救援行动方面。而在救援行动的各个阶段都需要决定采取何种干预措施或营救策略，这要求救灾机构和制定减灾救灾政策的机构做出基于证据的决定，然而现存证据并不理想。《兵库行动框架》（*Hyogo Framework for Action*，HFA）是联合国减灾战略中减少灾难危险的计划，详细说明了减少灾难损失需要进行的工作，也指出与紧急情况和灾难相关的许多现有研究缺乏一致性、可靠性和有效性，在确定底线、确认标准、做决定或追踪趋势方面应用价值有限。因此，需要进行更多研究来了解灾难，以降低灾难风险、改善应对措施。

　　大多数灾难的特点是突发、资源需求大而供应不足，而进行灾难响应最重要的目的是在有限的条件下营救治疗尽可能多的伤患（实用主义）。因此，将产生一些在日常医疗实践中无法预测的伦理困境，影响预防、减轻和规划阶段的行为。不同阶段的伦理困境有所不同，大致可以分为三种：灾前阶段的预防性/灾前伦理；灾难早期应对阶段检伤分类、资源分配、知情同意、检疫隔离、救援人员的伦理、地区差异和媒体等造成的伦理困境；灾后恢复阶段心理研究和尸体处理造成的伦理困境。

（宋承润）

第二章

灾前准备中的伦理问题

　　灾前伦理活动一般指个人或团体为确定、优先考虑和解决灾难中可能发生的道德或伦理问题而开展的活动，如在灾难发生之前，通过教育、培训等手段（与灾难环境特有的伦理问题、原则和挑战有关）帮助救援人员、普通民众对灾难及其可能诱发的一系列不良后果有所准备和理解。灾前伦理活动有助于减少灾难救援中潜在的伦理问题，比如，检伤分类方案需要在灾难发生之前制定，而且必须保证医学、法律、伦理方面的可接受性，为救援人员提供明确的指导和支持，而预见和解决可能出现的伦理问题是制定检伤分类方案的关键。另外，灾前伦理活动可以减小灾难伦理准则与实践的差异。

　　由于缺乏物质及措施准备，灾难袭来时，灾区常常出现救援人力与物力的严重不足。虽然各国受到灾难的影响各不相同，但都不可忽视。因此，灾前准备和提前降低风险是联合国和其他诸多相关组织的最高优先事项。防止灾难发生或减少灾难中的人身伤害和降低损坏程度是伦理的一大任务。发展一种伦理预防方法，有助于减少危机阶段的冲突，帮助救援人员更好地实施救援行动，也更易让受灾人群和家属理解并配合营救。

　　实施灾难救援工作时，不可避免地会遇到伦理或道德问题，如果没有相应处理对策或事先预演培训，就很难处理，救援人员很可能陷入伦理困境。灾前准备使人们事先就考虑可能出现的未确定优先项的或没有明确对策的伦理困境。例如，使用现实场景进行模拟，对救援人员及普通民众进行教育培训，讨论如何最大限度利用有效资源，从而有效降低死亡率。

　　20世纪60年代，瑞典成立了世界上第一个灾难医学紧急救援组织——国家医学防护咨询委员会。20 世纪 70 年代，德国成立了灾难救援医学会，美国成立了世界急救与灾难医学协会、卫生和人类服务部（Health and Human Services，HHS）。HHS 所含灾难救援机构：①应急准备办公室，指导和维护"国家灾难医疗系统"。②疾病预防和控制中心，是应对突发事件的重要职能部门，担负预防和控制疾病的责任。③国家灾难医疗系统，是灾难救援体系中的多方合作力量。这些灾难救援机构属于专门实施灾前预防和准备、灾难响应和灾难恢复阶段的灾难研究与管理的机构，不断推动着灾难医学紧急救援体系的发展。

我国是自然灾难频发的国家，与发达国家相比，无论是在灾难的预防与公众的相关教育，还是在灾难的救援与处理机制上，都存在明显的差距和不足，关键是灾难医疗应急还没有得到充分重视。灾难医学救援已从灾难的紧急处理向灾前预防与准备转变，迫使相关部门将灾难医学紧急救援组织体系和救援机制纳入政府职能的行政决策之中。

第一节 备灾计划

近年来，受极端气候、人类活动等影响，我国时常发生重大地质灾难，其有发生突然、受灾人群广泛、损失惨重等特点。尽管以往发生的重大灾难事故对人类生命和财产安全造成了重大影响，但我们在灾前做的准备依然很弱。针对灾难做好充分救援准备远比灾难发生后再采取行动能更大程度地减少甚至避免不必要的损失和伤亡，即使该过程需要耗费大量时间和资源。

灾前可通过教育和培训，提高救援人员和灾难高危人群的知识和技能水平；制订灾难恢复计划，并按需更新，实施过程中因地制宜；

组织和机构之间提前构建救灾合作伙伴关系，同时准备立法和制定指南，便于更好地应对灾难伦理冲突，以及告知所有的合作伙伴制定的伦理框架（例如，在灾难发生前，医疗机构与其他医疗资源机构建立合作关系，以便在发生灾难时，可以及时获取救援资源支持，满足受灾人群的紧急需求）。这些对于减少灾难伦理冲突都是至关重要的。

一、我国的灾难预防

随着灾难谱的不断变化，灾难实践经验的不断总结，以及灾难认知的不断深化，灾难救援由以往更注重"救"转为"防"，一个"始于灾前、重于灾中、延于灾后"的灾难立体大救援观已形成，及时科学应对灾难与平时科学预防灾难已成为当今社会的普遍共识。

（一）灾难预防应急原则

灾难预防应急是由灾前、灾中、灾后三部分共同构成的一个整体灾难预防应急系统。灾难预防工作应该着眼于全局，统筹兼顾灾前、灾难响应、灾后三个阶段，转变人们以往只注重灾难响应阶段的救援工作而忽略灾前的准备与预防的观念。灾难预防应急倡导灾前、灾难响应、灾后三个阶段的广义预防理念。针对灾前预防应急的研究，着重强调前期的准备工作，包括组织队伍建设、公众的教育培训及装备体系的配置等。这样不论是专业救援队还是普通民众，都能提早模拟熟悉灾难特有环境，了解灾难应对知识，在灾难发生时才能自救、互救，最大限度地降低死亡率，减轻灾难损伤，伦理问题也会随之减少。

《中国灾难预防应急联盟蓝皮书》提出了灾难响应阶段和灾后恢复阶段的应急原则，在灾难响应阶段，强调因人而异、因地制宜、因情施救，借助各种有利条件和资源实施救援。灾后恢复阶段往往也是灾难伤害的延伸阶段，如有的次生灾难会造成人员伤亡，还有受灾人群出现心理精神创伤，威胁人们的健康，影响人们的生活质量。因此，在受灾人群接受身体治疗时，应同时向其提供精神、心理卫生等方面的支持治疗，以进一步完善救援的后续工作。

（二）灾难预防应急策略

分析整合现有的预防应急技术，适时转化先进的预防应急技术，努力创造未来的预防应急技术，以此来开拓灾难预防应急技术的研发思路，是灾难预防应急的总方略。科学思维会给灾难预防应急技术注入活力，转化思维则有助于转化现有的、发展的技术，尤其在现场的灾难预防中应理论联系实践，把创新的内容充分融合进来。转化思维对于灾难预防应急是十分必要的。

（三）灾难预防应急方法

灾难预防应急方法包括灾前、灾难响应、灾后三个阶段的应急方法。

1. 灾前

提示灾难发生的预警，熟悉灾难的预警技术，识别灾难的统筹分类技术，模拟灾难的演练仿真技术，掌握灾难的应对避险技术等。注重防患于未然，在灾难来临前提高防范意识，早做预警。在平时演练中加强对灾难来临时的应变练习，掌握应变技能，做到临危不乱，从而最大限度地减少损失。

2. 灾难响应

全方位搜救技术、直面灾难逃离求生技术、心肺复苏技术、创伤急救技术、撤离灾难现场的时空转运技术等，着眼于灾难现场的特定环境、时间等的综合评估,实施因人而异、因地制宜的灾难预防应急方案。

3. 灾后

注重"消杀灭净""尸体处理""疾病防治""心理干预""机构重建"等,突出灾难后防疫主线。

做好灾难预防应急工作,才能实现方针政策的总体驾驭、方法内容的有效实施,在灾难发生时迎面出击,即使出现突发的、无经验可循的紧急情况,也能依据世界医学协会等国际救灾组织和国内相关联盟的应急原则、策略和方法,高效地实施救援工作,更好地应对伦理挑战。

二、灾难医学救援队建设

国际上,灾难医学救援队成立的目的是在灾难期间提供院前紧急医疗服务,其主要任务包括进行检伤分类、紧急医疗,成立野外医疗团队,以及进行基层医疗、检疫和卫生体系重建等工作,其中检伤分类和紧急医疗是最紧急也最重要的工作。因国情不同,各国在灾难医学救援队建设标准、功能定位及具体称呼上差异较大。

我国国际灾难医学救援队的实践经验表明,在救援队建设过程中,必须严格把关救援人员的选择、救援装备的配置,定期进行救援培训并制定详细的救援预案,减少潜在伦理问题,保证救援实施过程中依照适宜的救援模式实施救援,后勤保障能自给自足,加强和提高救援人员的自我保护能力,减轻其救援时的压力,减少救援人员对伤患造成的伤害,能在尊重当地文化环境的条件下实施救援计划,促进各中心、组织、行政管辖区间的协调合作,提高救援效率和质量。

（一）救援人员的选择

灾难救援中，救援人员扮演着重要的救助者角色，需要根据不同的灾难环境，运用基本的救灾知识及自身特有的专业技能进行救援行动。因此，救援人员应具备精湛的专业技术、较好的外语沟通能力，了解民俗礼仪，有过硬的身体素质和心理素质等。选择救援人员时，还应充分考虑专业、年龄、性别、资历及心理承受力等因素。

（二）救援装备的配置

某种程度上，救援装备的先进性、实用性决定着救援行动的成败。结合救援特点，灾难医学救援队应配置搜索、营救、医疗、保障四大类专用装备。其中，医疗装备主要有轻便、防水、防潮、抗摔打、易操作、便于维修和适应实战需求的设备。保障装备方面，配备能够满足野外生存需要的物资。

（三）救援方案的制订

制订 1 个总体保障方案，在此基础上，再根据不同地域环境、气候、运力、可利用资源等情况，制订不同类型分方案，完善预案库，保证接到任务时，可调出相应保障方案，并有条不紊地组织实施。

三、教育与培训

我国灾难自救、互救知识技能有待进一步推广，《国家减灾委员会办公室关于做好 2023 年全国防灾减灾日有关工作的通知》（国减办发〔2023〕5 号）明确指出："组织各类灾害风险防范基本知识和灾害应对技能培训进企业、进农村、进社区、进学校、进家庭"，以及"广泛开展科普宣传教育，提升全社会灾害风险防范意识和能力。"医学院校中的灾难医学教育也缺乏实践培训，体系尚不完善。灾前教育和培训与灾难环境特有的伦理、原则和挑战有关，有助于解决一些可能出现的潜在问题。

（一）针对公众的教育与培训

灾难发生时，救援队往往很难立即到达现场，大多数生命是当地人自己挽救的，而未经培训的人员进行救援时，很可能使受灾人群受到二次伤害。进行教育与培训，加强公众的灾难意识，提高其救援知识与技能水平，将有效减少受灾人群对自救和互救方法及技巧的错误认知，提升救援存活率。

（二）针对救援人员的教育与培训

针对救援人员，需要进行贴近实战的教育与培训。按照灾难现场救援中搜索、营救、医疗"三位一体"的需求，进行分层次、针对性训练，主要包括通用技能训练（体能训练、心理训练、自救与互救训练）、基本技能训练（掌握 5 项急救技术及心肺复苏、检伤分类技术和基本的搜索、营救技术）及专科技能训练，重点是常见内外科急症、卫生防疫、心理疏导等方面的训练。

教育与培训能帮助救援人员思考他们以前未曾遇到但在灾难救援中可能出现的潜在问题，避免陷入这些问题造成的困境中。当然，这些依据预演训练得到的结论只能起到指导作用，在复杂多变的灾难救援现场，不能照搬，必须在其基础上根据灾难环境进行适当调整。

第二节　灾前优化伦理决策

在灾难救援过程中，必须做出诸多伦理决策，但是由于灾难现场的混乱及其导致的危险境地，这些决策往往非常复杂，涉及诸多不确定性和风险。通常来讲，灾难情况下做的决策往往不是为了找到理想的解决方案，而是寻求有限情况下损失最小化。例如，灾难发生后，救援人员在检伤分类过程中，被迫决定优先治疗一些伤患以及放弃一些伤患。做这类决定很困难，甚至可能让救援人员陷入一种伦理困境，尤其是在资源充足或其他非灾难现场可能帮助伤患生存的情况下。而某些情况下，甚至需要进行二次检伤分类，不得不中止部分伤患的治疗。这些困境给救援人员带来了很大挑战。因此，事先优化伦理决策、医疗和后勤组成部分非常重要。

灾前准备对于行动中优化伦理决策、医疗和后勤组成部分同样重要。事先确定的伦理准则应包括医生的个人道德。此外，快速的伦理咨询支持可以减轻救援人员的压力，否则可能会出现不道德的选择。

1. 优化灾难伦理相关的共识声明

道德委员会可以通过共识声明等快速进行评估，加快道德审查速度。

2. 伦理学家的参与

医院应该考虑让伦理学家参与伦理决策过程（可以讨论其他情况下可能不会考虑的伦理权衡）。

（1）伦理学家可以为医疗专业人员提供道德支持。处于不同位置的人可能有不同的优先事项（如政客们可能不希望因为准备不足而受到指责，管理人员可能更关心整个医院和机构，而医生和护士则最关心伤患）。

（2）大多数医院都有一个伦理委员会来审议艰难的医疗决定，但这些审议通常缺乏时间敏感性，医院应该考虑让伦理学家随时应对灾难伦理问题。

3. 灾难现场提供快速伦理咨询支持

快速伦理咨询支持的优势：

(1) 减轻救援人员的压力，减少不道德选择。

(2) 减少医疗卫生人员造成的机会性伤害（培训不足可能导致不必要截肢等）。

(3) 促使国际组织在尊重当地文化条件下制订计划，也让各中心、组织、行政管辖区间协调合作，提高效率和质量。

（宋承润　陈雅麒）

第三章

灾难中检伤分类的伦理问题

第一节 检伤分类概述

一、检伤分类的起源和发展

检伤分类一词来源于法语单词"trier"，意为选择、排序、分类，其实践起源于 18 世纪战争中大量的伤患救治，与军事医学密切相关。检伤分类系统不断完善、发展。第一次世界大战期间有人提到：如果为危重和可治疗的伤患治疗所花费的时间会妨碍其他伤势严重但不那么复杂的危重伤患的治疗，那么前者不应优先接受治疗。这个时期人们已经明确地认识到，在资源有限的情况下，一些可以被挽救的伤患可能会因为其他人的治疗而被牺牲。

检伤分类由最初的战伤救治逐渐发展成为重大灾难救援及急诊科分诊的重要环节。其基本的理念是依据伤患伤势危急程度，决定伤患优先救治的顺序，帮助救援人员将有限的资源分配给受伤的幸存者，以降低伤患死亡和残障的可能性，提高救治效率。

二、检伤分类的必要性

重大灾难如大型地震、海啸等发生的瞬间往往导致大量人员的伤亡和正常运行社会的崩溃，造成大规模伤害事件。在重大灾难发生后的相当一段时间内，医疗服务需求会显著增加，而大量救援人员、物资及设备不可能立即到达现场。在众多伤患同时存在且医疗资源严重不足的情况下，灾区现场及附近医院一般早期会处于工作混乱和极度超负荷状态。如何最大限度地利用有限的医护人员、仪器设备、急救药品及运输工具等资源，使救治效果最大化成为关键问题。此时应该设置接受治疗的优先级，进行检伤分类。基于有效性原则（即为最多数的整体谋求最大的利益），从道德、哲学、伦理、心理、法律、法规、制度、价值观及救援医学专业技术等层面考量，实施检伤分类具有充分的必要性。

（1）灾难发生时资源短缺，急需救治的人群往往需要消耗最多资源。

灾难是一种超过受影响地区现有资源承受能力的对人类生态环境的破坏。灾难发生时具有 3 个显著的特征：急迫性、潜在的灾难性危害和可能造成不能通过普通努力解决的危害。资源极度短缺，并非所有能受益于医疗救援的伤患都能得到相应的救治。所以，在灾难救援中应首先设定符合实际情况的检伤分类系统，为具有不同临床紧急程度的伤患设定优先次序，以确定护理的顺序，最终惠及大多数人。

（2）检伤分类的首要目的是降低死亡率及提高康复性。

灾难发生后，大规模物质损失和人员伤害在所难免，关键是如何将损失和伤害降至最小。根据一小时黄金救援时间理论，首先抢救最有抢救价值的伤患，这是检伤分类的意义。检伤分类首先要确定伤患的生命是否可以被挽救。在众多伤患中，有的是已失去生命迹象的特重伤患，有的是奄奄一息的重伤患，有的则是轻伤患。特重伤患已无生命体征，说明其伤情不可挽回，如果将有限的医疗资源用于抢救他们，其存活的概率也较低；轻伤患不管有没有接受治疗均会存活，并且能够忍耐和等待一段时间，因此不立即治疗也不会产生严重后果；而重伤患的存活与否则是取决于是否能得到治疗，如果能得到及时治疗就能增加生存希望。检伤分类可以将最需要得到治疗的重伤患甄别出来，以便及时救助，尽可能减少损伤。

此外，康复的可能性是检伤分类过程中的另一个考虑因素。灾难发生后的主要救治目标首先是拯救生命，其次是保全肢体及脏器功能，最后是避免各种并发症的出现、减轻痛苦和降低治疗费用。

第二节　检伤分类的方法及相关伦理问题

一、目前应用较为广泛的检伤分类方法及存在的伦理问题

（一）目前应用较为广泛的检伤分类方法

检伤分类中可用彩色布条、硬纸片、硬塑料牌或彩笔在皮肤上标记等方法区分伤患的病情。最常见的检伤分类方法是将伤患分为不同的紧急程度。世界医学协会建议临床医生使用一种已在世界各地以某种形式采用的系统对受灾人群进行分类。该系统包括以下分类标准：

1. 红色分诊标签

"立即"（Immediate），优先级 1，包括那些可以被挽救，但生命处于紧急危险之中，需要立即或在几小时内接受治疗的人。

2. 黄色分诊标签

"延误"（Delayed），优先级 2，包括短期内没有生命危险，但需要紧急但不立即医疗护理的人。

3. 绿色分诊标签

"最低限度"（Minimal），优先级 3，包括只需要轻微治疗的人。

4. 没有特定的分类标签

包括那些有心理创伤的人，如果受到严重干扰，可能需要安抚或镇静处理。

5. 黑色分诊标签

"预期"（Expectant），没有优先级，包括病情超过现有治疗资源的人，严重受伤的人，其伤势在特定时间、地点无法被挽救。黑色分诊标签还包括那些已经死亡的人。

进行检伤分类的工作者往往背负着最多的情感和道德包袱。对于医生来说，不惜一切代价维持人的生命，但无法给予其康复的希望是不道德的，同时浪费了其他地方所需的资源。因此评估判别黑色分诊标签人群是检伤分类系统的重要组成部分。

分级的检伤分类方法中，常用的有简明检伤分类（Simple Triage and Rapid Treatment，START）法、JumpSTART 法，院前模糊定性法——ABCD 法，院前定量评分法——PHI 法。其中典型的院前检伤分类评分方法就有六种：创伤指数（Trauma Index，TI）法、创伤记分（Trauma Score，TS）法、修正创伤记分（Revised Trauma Score，RTS）法、CRAMS 评分法、儿童创伤记分（Pediatric Trauma Score，PTS）法、院前指数（Prehospital Index，PHI）法。

这些方法都有自己的特色和弊端。但不管哪一种方法，在规划和实施检伤分类时都有几个关键的考虑因素。

（二）规划和实施检伤分类时考虑的关键因素

1. 什么情况下应进行检伤分类？

当前的检伤分类是建立在实用主义概念上的，旨在以牺牲个人的需要，最大化有益于整个社会，也就是遵循有效性原则。它必须考虑到所有人的利益，但并不对所有人均产生相同或相似结果。

因此检伤分类学者认为灾难检伤分类只有在极端情况下使用才是道德的。什么程度的灾难可以定义为极端情况，何时从常规的伤情分诊转向灾难检伤分类便成为关注的焦点。有学者建议将导致伤亡和生命损失，并导致对服务的需求超过了可用资源的事件定义为极端情况。关于检伤分类的法律和管理方面往往被忽视，在灾难中，医务人员只能在有限的支持和指导下进行管理。

2. 应该由谁进行检伤分类？

进行灾难救援时，可能必须根据可用的资源和情况作出妥协。决策者必须评估判断一些伤患是否已进入死亡或濒死类别，而黑色分诊标签伤患可能无法得到治疗和救助。检伤分类的决策者在伦理上常常面临着进退两难的困境。有效的检伤分类取决于精心挑选的经验丰富的分诊决策者，所以决定由谁来承担这项工作显得格外重要。

在大规模伤亡的情况下，由具有必要技能和知识储备的经验丰富的医生进行检伤分类往往更好。第一，他们可能更能理解检伤分类知识。第二，他们丰富的临床经验使得他们能快速识别健康与疾病状态，并且他们了解伤患整个临床过程需求的资源，从而能更好地判断是否有能力救治伤患。第三，资深医生，特别是每天在大型重症监护室或急诊科管理多名伤患的重症监护室和急诊科医生，长期需要利用有限的信息做出复杂、关键的决定，这种经验使他们特别适合在重大灾难中进行检伤分类和领导。

3. 检伤分类时应如何考虑伤患的基础疾病、年龄权重？

灾后救援的工作人员经常被警告不要让个人关系、种族、职业、宗教、经济地位、社会地位、地理位置、性别和其他一些属性影响到救治时的判断。

检伤分类的一个基本目标是最大限度地提高伤患的整体健康水平。面对非常小的伤患，比如儿童、婴儿甚至新生儿时，如何评估伤患的优先级则成了更加复杂的伦理学问题。检伤分类的决策者应该依何考量已成为很复杂的哲学问题。

4. 如何进行重复检伤分类？

对一些灾后救援人员来说，最大的道德困境是在进行初步检伤分类之后做出决定。而由于病情可能演变并因此改变类别，负责检伤分类的人员必须定期重新评估。我们用"初始检伤分类"来描述伤患到达后的分类，按优先治疗的类别分类，主要的配给决定是谁先治疗。"初始检伤分类"在新来的伤患之间分配资源，而"二次检伤分类"则在现有伤患和潜在伤患之间分配资源。医护人员需知道应该在何时及如何限制对团队已经在治疗的伤患的医疗资源分配，以便为同样需要治疗的新伤患储备资源。

二、应对检伤分类伦理困境的方法

（一）提前制定合理的检伤分类方案

在紧急情况发生前制定出检伤分类方案，从而为医护人员的决策提供明确的指导和支持，并为伤患确定可替代的救助形式。这个过程必须采用一个决策框架，充分考虑看待这个问题的不同方法，澄清所有利益攸关者的价值观，并需要所有有关人员之间的坦诚沟通。必须确定由谁决定何时适当实施灾难检伤分类，确定谁有权决定哪些伤患将接受有限的资源，确定灾难来临时的检伤分类最终决策者，并且还应该确定权力、责任和法律保护的级别。

（二）保证医护人员熟知并理解检伤分类方法

检伤分类决策对于成功应对大规模伤亡事件至关重要。从传统的应急响应到危机应对，检伤分类方法各不相同。虽然检伤分类已经成为所有灾难计划的重要部分，但已有许多研究表明，大多数医护人员对这个过程并不熟悉，大多数临床医生通常很难从个体伤患的角度转换到整体利益的角度来很好地理解它。这种转变对于那些在职业生涯中可能从未遇到过这种情况的临床医生来说是非常困难的，这与他们日常工作中的道德观念存在冲突。因此，需要对医护人员进行进一步的培训和开展相关研究，以推进这一领域的发展和更好地提高医护人员应对灾难的能力。

认识到灾难对医护人员和伤患造成的生理和心理上的影响、为医护人员的情绪健康制订计划、对医护人员进行培训均至关重要。鉴于灾难检伤分类可能需要医护人员进行艰难的思维转变，让他们积极参与制定灾难救援预案是一种有效的措施。在紧急情况发生之前对医护人员进行教育和培训也是如此，要保证医护人员熟知检伤分类的相关文件，以便他们能够主动地、有依据地进行检伤分类。有学者建议，医院所有员工都应该被要求接受某种形式的灾难医学培训，并详细讨论该机构的灾难救援预案，毕竟没有人知道当灾难来临时他或她会在哪里。

（三）设立伦理委员会

每一次大规模伤亡事件都会引起关于优先治疗的伦理问题，倘若援助过程中遇到无法决定的情况，伦理委员会应该协助医生做出决定，并且负责向伤患传达、解释这项决定。医生不应该被置于做出一些决定的困境中，以致个人承担更大的法律风险。

一般情况下，医院伦理委员会成员包括医院内部人员，社会上的法律专家、伦理学家及伤患代表等，这些成员应对伦理冲突时往往能更积极引导伤患及家属摆脱焦虑，促进他们与院方和医生的理性对话，减轻医生道德上的痛苦和法律上的压力，为灾难救援创造有利的条件。

（四）制定适当的灾难规划并有规律地进行演习

检伤分类的主要目的就是最大限度地挽救生命，降低死亡率。灾难救援中，不得不在短时间内管理大量伤患，势必造成混乱。灾前准备、明确的指导方针、道德理解、汇报和咨询的结合可以最小化灾难的危害。除了采取灾难预防措施、改进改革医疗保健系统，还应该建立预警系统，教育公众提高灾难风险意识，并做好可能的道德准备。适当的灾难规划，包括演习（及时干预），有效利用资源，以及由熟练的医疗团队进行医疗干预，最终将极大地降低受灾人群的死亡率。此外，要有规律地进行演习。

第三节　检伤分类的原则

检伤分类是突发灾难时实施伤患救治的第一步，贯穿于现场救护与确定性治疗之间的每一个医疗救治环节。我国突发公共卫生事件时伤患的救治是以抢救生命、维护和保障器官功能为核心，在不同的救治强度下实施动态的时效救治。因此，检伤分类是一个基于原则而非权宜的决策过程，如果检伤分类决策者不能掌握检伤分类决策的道德价值和伦理学立足点，就会做出错误的分类决策。

一、实用主义

实用主义是指应该实现集体利益最大化的伦理理论。实用主义是以目的论和结果论为主张。实用主义的伦理基本原则是"行善",这是最古老、最直接的伦理原则。我们可以将这一原则重新表述,使其有助于解决具体的道德困境:利用现有的手段,以尽可能多做好事的方式行动。

大多数当代伦理学家,包括生命伦理学家,认为实用主义是一种有用的工具,但认为实用主义在伦理和伦理决定上作为普遍适用的理论是不完整的。实用主义的伦理原则主要在灾难性的情况下有用。在战争、地震或其他重大灾难发生时,我们必须用非常有限的手段在最短的时间内挽救尽可能多的生命。在合理的检伤分类中,我们会把伤患分为轻伤和可以等待的伤患,以及要求紧急止血、清理呼吸道或防止健康状况进一步恶化的伤患。一些学者认为,实用主义应该支配灾难的检伤分类,因此检伤分类有时被定义为必然的实用主义。突发事件时医疗资源面向的是已经产生的和将要产生的所有伤患,检伤分类的功能是在有限资源的框架下尽可能多地展开医疗救护。因此,检伤分类决策者开展检伤分类工作要立足于集体利益。在灾难检伤分类中,实用主义可以理解为要求最大限度地挽救生命的数量,或挽救生命年,或挽救质量调整生命年,或简单地挽救伤患的利益。在大规模灾难情况下,个人的治疗是在公共卫生的背景下进行的,必须在个人和受影响的群体之间取得平衡。实用主义的伦理原则假定提供者有一种道德义务,即为他人的利益而行动。

然而,灾难影响可能包括丧失生命、受伤、疾病和对人的身心造成其他负面影响,以及财产损失、资产破坏、服务损失、经济中断和环境退化等。从实用主义的集体利益最大化的观点来看,拯救生命并不是唯一相关的（健康）指标。显然，实用主义救援人员的一些注意力应该放在其他事情上，比如不仅要帮助辐射受害者实现短期的生存，而且要尽可能地使其活得长；尽量减少与截肢有关的残疾或精神疾病；帮助有心理创伤的人，如果这些人受到严重干扰，可能需要安慰或镇静等。

此外，实用主义也可为公共卫生和预防医学领域的活动提供适当的建议。在选择不同的活动时，我们通常会选择那些对现有资源有最大好处的活动。然而，有必要强调的是，行为的价值不应该只考虑其后果，道德不能仅仅建立在做好事的原则之上，更不用说最大化做好事的原则。

二、平等主义

平等主义是一种重视平等的道德理论。平等主义者在决定检伤分类等级时，并不总是通过谁能从治疗中获益最多决定的。作为灾难检伤分类的一个基本原则，平等主义可能要求在生存方面更平等，或在长寿、终生健康、福利方面更平等，或在这些方面的前景或能力方面更平等。或者，它可以要求服务的可用性和质量（或它们的前景、能力）均等，它也可以要求系统以其他方式对所有人表示同等的关注和尊重，因此平等主义可能支持暂时给予状况相对较差的伤患和人群一些优先权。

平等是伦理的基本属性，检伤分类的平等性正是医护人员面对突发公共卫生事件时，在救援现场医疗资源短缺情况下所寻求的一种伦理原则。检伤分类的平等主义原则具体体现在以下四个方面。

（一）救治机会均等原则

灾难发生时检伤分类的重要原则主要体现在救援现场的每名伤患

均享有均等接受医疗援助的机会上，与国籍、民族、性别、年龄、伤病前的健康状况等因素无关。按照先重后轻、先急后缓的分类原则，将救治机会平等纳入灾难发生时有限的医疗资源保障范畴，既体现了医学的人道主义，同时也是医护人员服务广大人民群众的重要体现。

（二）不伤害原则和有利原则

灾难发生时各救治机构的医疗水平和救治条件不均衡，同一个伤患可能因为检伤不仔细、分类不当出现某些严重的并发症甚至受到生命威胁。从这个意义上来讲，不伤害原则是检伤分类决策者的伦理守则和道德底线。在此基础上，遵循行善和有利原则。行善和有利原则要求救护的措施对伤患确有帮助，在利害共存时要权衡利害大小，使用最优化原则，以最小的损伤代价获得最大的健康利益。

（三）效用原则

效用原则也被称作"最大幸福原则"，它要求无论谁来做某项工作，都需要有相同或者相似的产出与结果。检伤分类系统地将医疗救护的产出、资源受限的负担、延期处置的压力一一分解。这种行为在公平分配领域引发了一个经典的问题，那就是从伦理学的角度看，在批量伤患中应当怎样去分配这些医疗服务，又怎样去分担医疗资源受限所带来的压力。效用原则衡量的是检伤分类中最受人关注的公平性。

（四）公正原则

决策和行动在程序上和实质上各有不同的内涵。在程序上，如果检伤分类决策者的行为符合既定的检伤分类标准和实施方案的要求，就可以被认作是公正的。在这个层面上，检伤分类的偏差主要来自检伤分类决策者的武断或者个人偏见。在实质上，检伤分类决策者的行动要是符合一个公认的公正标准或者法则，我们就得认可这个行为是公正的。

三、程序主义

为了克服检伤分类实施过程中的随意性，避免出现疏漏，除了强调检伤分类决策者个人医德修养和职业素养外，从管理上建立和运用程序机制则是当务之急。这套程序机制应该覆盖灾难发生时伤患从受伤开始到做完确定性治疗后进行康复性治疗的全过程，尤其是在检伤标准、伤情与伤势判断、分类流向、分类处置等几个关键环节必须起到严把关口的作用。程序主义与结果没有直接关系，遵循必要的检伤分类程序可以避免主观偏差与人为失误，对于降低灾难发生时伤患病死率和伤残率具有积极意义。

（陆天怡）

第四章

灾难中医学资源分配的伦理问题

第一节 应急救援物资及其管理

一、应急救援物资

近年来，随着我国经济的快速发展和城市化进程的不断加快，我国环境和生态压力增大，自然灾难频发，给社会造成了巨大的损失。灾难的发生破坏了受灾人群原本的生活环境，引起其生理上的受损和心理上的恐慌，此时人们对可获得的物资量尤为关注。因此应对灾难时，拥有足够数量的战略上的关键物资储备和配送系统是提高效率和公平性的关键。在灾难发生后，如何有效地建立健全应急管理体系，及时、准确掌握灾区情况，科学有效地进行应急救援物资的调配，及时阻止灾情蔓延，一直是公共安全、物流学等领域研究的热点。而应对灾难的应急救援物资储备、调度、运输及分配则是应急管理体系中的关键部分。鉴于灾难的暴发具有较大的偶然性及难以预测和控制等特征，为了应对灾难而储备一定数量的应急救援物资，是"防患于未然"的体现，也是中共中央强调的"以预防为主"的减灾思想的体现。战略性储备一定数量的应急救援物资，是国内外应急管理体系的普遍做法。但对于决策者而言，储备物资的决策有一定的难度。

若从"以人为本"和"受灾人群需求是最大需求"的角度来看，储备物资品种越多、数量越大，在灾难发生时对缩短救灾响应时间和提高救灾效果更有利。若从救灾财政预算和成本优化的角度来看，第一，由于灾难的发生不可能特别频繁，应急救援物资必然需要长时间的储存。而大量应急救援物资的储存必然会耗费大量的库存成本。第二，储存的应急救援物资多以易储存的棉被、帐篷等产品为主，医疗产品、食物、水等重要物资则存在易腐蚀、保质期较短的问题，大量储存不太可能，可能会造成更大的成本和物资浪费。因此，储备应急救援物资是必要的，但同时也具有一定的风险性，其根本原因在于灾难事件的突发性、应急救援物资需求难以预测和控制等。

因此，制定一些权衡应急救援物资储备必要性和风险性的管理策略，对于提高灾难发生后的救灾效果和减少灾难未发生时的成本浪费均具有重要的意义。

应急救援物资是受灾人群的救命物资，关系着受灾人群的生命安全。应急救援物资按其功能的不同可以分为六大类：指挥类物资、救生类物资、抢险类物资、卫生防疫类物资、生活类物资和工作类物资。应急救援物资可以来自储备物资，也可以来自国内外的援助。

（一）灾前备灾计划中的物资准备

灾前在研究备灾计划时，着重强调前期的准备工作，包括组织队伍建设、公众的教育培训和装备体系的完善等多项任务，强调无论是专业救援队还是公众，在灾前就做好充分的准备，在灾难发生时方能自救、互救、应对自如。

纵观历史，各个国家无不在开展系统性备灾计划，不断提升应急能力。从某种意义上来说，70％的灾难应急应在平时不急的时候做，而剩下的30％则在应急的时候做，"灾难预防应急永远是现在进行时"。

灾前应急救援物资的储备主要包括以下三种方式：

1. 政府储备

政府储备是指为有效应对突发灾难，将一些灾难急需且关键的应急救援物资储存在政府物资储备库中。政府储备的应急救援物资一般用于满足灾难初期的应急救援物资需求，具有缓冲作用，为后期应急救援物资的准备争取时间。政府储备具有响应速度快、应急保障能力强等特点，但是政府储备的成本极高。由于应急救援物资需求的不确定性和物资存在保质期等因素，储备过少会影响应急救援，储备过多又会造成社会资源的巨大浪费和大量资产的长期闲置。

2. 协议企业储备

为了有效地应对重大突发灾难，《中华人民共和国突发事件应对法》第三十二条规定，"县级以上地方各级人民政府应当根据本地区的实际情况，与相关企业签订协议，保障应急救援物资、生活必需品和应急处置设备的生产、供给。"政府选择一些合适的应急救援物资生产企业，并与其签订协议，把一部分应急救援物资的储备工作交由企业来完成。灾难发生时，政府可按照协议直接调运协议企业储备的应急救援物资。但由于企业是以盈利为目的的，追求的是利益最大化，因此对协议的条款需要小心仔细。

3. 生产能力储备

生产能力储备是指政府按照一定的原则选择一些应急救援物资生产企业作为代储企业，与其签订协议使其保留一定的富余生产能力。一旦重大灾难发生，当政府储备和协议企业储备的物资无法满足短时间内巨大的应急救援物资需求时，政府可以让代储企业按照协议将储备的富余生产能力迅速投产或转产，为灾区提供其所需的应急救援物资，从而填补应急救援物资需求的缺口。这种方式不仅可以跨越多个物资储备环节直接将应急救援物资调运到需求地，降低不必要的储备成本和物资更新成本，还可以持续地满足一些持续时间较长的重大灾难的物资需求。这种方式也是对前两种储备方式的必要补充。但是把储备的富余生产能力转换成灾区所需要的应急救援物资需要一定的时间，因此，生产能力储备多适用于一些时效性不是很强，不易进行长期保存和转产时间、生产周期都很短的应急救援物资，如食品类等。

政府储备、协议企业储备和生产能力储备是目前我国主要的应急救援物资储备方式，其在储备成本及应急救援物资保障能力方面存在很大的差异。由于应急救援物资种类繁多，以单一的储备方式储备某类物资，极有可能出现应急保障能力较低、储备成本较高及资源浪费等现象，因此，可以根据三种储备方式的特点进行组合，然后进行应急救援物资的储备，从而做到扬长避短。

（二）灾中和灾后的援助

国内外的援助也是应急救援物资的重要来源。发展中国家很少有足够的应急救援物资，并且很难将本就有限的资源用于灾前备灾计划中，因此不仅需要及时的国内外援助以救济民众，还需要长期的国内外援助以完成基础设施的重建。

二、应急救援物资的管理

灾难发生后，应急救援物资会出现一个巨大的缺口，此时物资的筹集、运送及分发需要有统一指挥。但是由于分工不明确，经常会出现多个领导中心同时进行指挥，使指挥工作变得混乱。每个领导体系都有一套应对灾难的预案，若受领导的执行人员接到不同的要求，执行力必然会下降。而灾难发生后存在黄金救援时间，交叉领导极大可能会延误救援。同时，跨区域领导也存在一些问题，由于对当地情况缺乏一手资料，很难保证指挥决策的正确性。领导混乱和专业性的缺失，是导致应急救援物资管理无法正常进行的重要因素。

目前我国的救灾工作是由国家统一进行管理，地方分管，应急救援物资的管理工作也分散到各个部门进行。但当灾难突发后，这些部门之间有可能缺乏有效统一的协调，相对来说比较分散，难以进行有效配合，形成合理的救灾体系，以致错过应急救援物资的最佳送达时机。若管理分散、配合度不高，各部门之间难以形成一个协调的应急救援物资供应链。因此，各部门的合作协调能力需进一步加强，以促进相互配合，统一抗灾。

各级备灾救灾中心的成立、各类应急救援物资的储备，为救灾工作顺利开展创造了必要的条件，但要确保救灾系统高效运行，使应急救援物资储备体系能够更加科学有效地应对突发灾难，必须构建物资管理系统并使其有效运行。物资管理是指企业在生产过程中对本企业所需物资的采购、使用、储备、配送等行为进行计划、组织和控制的过程。物资管理各个环节环环相扣，组成物资供应链。因此，需要设计和运行一个符合人道主义的物资管理系统，以便计划、组织和控制货物和信息在物资分发点和灾区之间的储存和流动，实现整体利益的最大化。

第二节　医疗资源分配的公平性

一、公平分配原则

医疗资源的公平分配原则是医疗卫生事业的基本伦理原则之一。公平分配原则源于人的尊严和内在价值是平等的这一认知理念，它不允许我们不公平地对待任何一个人，更不允许歧视，将人污名化。公平分配有形式原则和实质原则两方面：形式原则要求对有关方面相同的人相同对待，不同的人不同对待；实质原则规定有关方面是什么。在医疗卫生方面，实质原则规定伤患或普通人群的健康需要，对健康有相同需要的人，要分配给他们相同的资源；对健康有不同需要的人，要分配给他们不同的资源。这与资源募集不同，资源募集要按照个人收入的多少或购买力的高低来定。

在分配资源时，既有资源宏观分配的伦理问题，又有资源微观分配的伦理问题。例如，资源宏观分配方面需考虑国家资源用于救灾与用于其他重要方面（教育、科研、国防等）之间的平衡；医疗资源用于救灾与用于其他主要疾病的医疗和预防之间的平衡；用于救灾的资源在医疗干预与非医疗之间的平衡。资源的微观分配则是指资源到了某机构或医生手里如何公平分配。资源分配的准则或规则的制订必须立足于效用和公平这两个基本原则的兼顾和平衡。

合适的医疗保健应作为人人可获得的权利，不管他们的生活状况或经济地位如何。虽然公平分配原则不否认人人均有生命与健康的权利，但也不是说人人都应有平均的医疗救治和照顾。对有不同需要的伤患，给予平均的医疗待遇并非是一种公平。

由于资源是有限的，公平分配往往不是以什么对个人最好为原则，而是以对受影响的整体利益最大化为原则。从现实的角度来看，并不是每个人的需求都能在灾难中得到满足。同时，大多数非政府组织是自我授权和自我管理的，他们对自己的所作所为有充分的自由裁量权，因此资源分配的决策往往不透明。不同管理者的资源分配角度往往不同，虽然所有的立场都以拯救人类生命为前提，但在实现拯救和保护目标的手段方面存在分歧。在灾难的应急资源分配过程中，可能会出现与实用主义和公平有关的冲突。

基于明确的临床指南创建的、对公众透明的医疗资源分配决策模型可以帮助指导救援者的决策。

二、不公平分配情况及避免方法

资源分配的不公平主要是因为管理不当，如缺乏迅速的健康评估，在一个地方堆积过多资源，而另一个地方却缺乏资源；也与缺乏针对灾难的组织管理有关。由于对医疗服务的需求迅速超过供应，医务人员无法在每种情况下平等地对待和照顾每个人。在灾难引起的极端情况下，医务人员被迫处于前所未有的道德困境，并面临护理标准将会被迫改变、伤患将在未经其同意的情况下被摘除生命维持设备、伤患将在亲人不在场的情况下死亡、姑息性灾难护理将成为许多人的唯一选择等令人难以接受的现实。

稀缺资源的分配是否合乎伦理，就要看制定的标准及其实施是否符合效用原则和公平原则。效用原则要求一种资源的分配办法能产生更多的总体净受益（即总体受益减去总体风险），使预期总体净受益量最大化，以体现有益和不伤害的基本伦理原则。这里的受益是指健康受益；风险是指可能引起的伤害性后果，如治疗后发生的并发症或不良反应、后遗症，甚至死亡。效用原则要求将这些能够设想到的所有受益和风险及其发生的严重程度和概率都要考虑到。

根据效用原则，在稀缺医疗资源应分配给谁的问题上，有一些重要的建议。

1. 确保弱势群体在资源分配中得到公平待遇

弱势群体应在灾难中得到公平待遇。救灾资源的分配必须反映对弱势群体的特别关切。受灾人群中弱势群体包括儿童、妊娠期妇女和哺乳期妇女等。必须公平分配资源，特别注意确保这些相对弱势的人群得到公平对待。

2. 避免不同形式医疗服务之间出现资源分配的不公平

由于应急小组和一些经常遭受灾难的国家往往缺乏足够的接受过心理健康培训的从业人员，心理健康服务存在特殊困难。心理健康服务可能被认为比其他形式的医疗服务优先级低，特别是如果心理健康治疗被认为不科学或不如身体疾病治疗那么重要时。对于这些断言需要仔细审查，以避免做出不公平的资源分配。许多心理卫生服务的证据基础有限，无法证明它们在灾难中的有效性或有害影响，在标准和方法上也缺乏共识。因此，可能无法确定应该提供哪些干预措施或优先考虑哪些干预措施。在灾难中开展严格的心理健康研究所面临的挑战也加剧了这一问题。

即使在外界提供心理卫生服务援助的情况下，协调不力和资源分配不公平也可能因灾难而加剧。进入灾区的外部救援队如果服务不协调，如果没有进行适当的需求评估，有限的资源就可能分配不当，或以损害现有当地服务的方式分配可能会加剧问题的严重性。例如，针对那些需要心理健康服务的人进行心理疏导时，可能会无意中导致他们的耻辱心理或者导致其他没有得到救助的伤患的嫉妒，并因污名化而进一步伤害他们。这种复杂性要求在灾难中分配有限资源时，要格外注意伦理优先事项，以免产生更多的伤害。

第五章

灾难环境中知情同意的伦理问题

知情同意原则是指临床医生在为伤患做出诊断和制订治疗方案后，必须告知伤患包括诊断结论、治疗决策、病情预后及诊治费用等方面真实、充分的信息，尤其是诊疗方案的性质、作用、依据、损伤、风险、不可预测的意外及其他可供选择的诊疗方案及其利弊等信息，伤患或者家属经深思熟虑自主做出选择，并以相应方式表达其接受或者拒绝此种诊疗方案的意愿或承诺。在得到伤患方面明确承诺后，才可最终确定和实施由其确认的诊疗方案。

第一节　灾难环境中知情同意的特殊性

灾难环境中知情同意的特殊性往往体现在以下三个方面。

一、时间紧急，获取知情同意受阻

在巨大灾难发生时，现场情况十分危急且复杂，知情同意往往难以实现。世界医学协会曾指出，在应对灾难时，因为时间紧急，可能获得知情同意的时间不足够，导致知情同意难以实现。最合适的治疗应该在伤患知情同意的情况下进行，然而，应该认识到，由于灾难环境的复杂性，可能没有足够的时间实现知情同意。因此，在灾难环境的基础上，我们认为当某个医疗决定是为了绝大部分公众的共同利益做出时，伦理上对伤患知情同意的要求比正常情况下要低。而在仅影响伤患自身健康的决策中，一些知情同意仍然是必要的，除非伤患丧失决定能力和没有合适的监护人或代表人。鉴于时间限制，完全知情同意通常仍然没有必要或者说难以实现。对于伤患的医疗处置可能影响他人健康，不需要伤患完全知情同意，但是如果医疗操作是侵入性的，某种形式的知情同意或赞同可能仍然是必要的。即使在不需要知情同意的情况下，保持信息透明并披露相关信息（如治疗、随访步骤和任何潜在的分类原则）通常也很重要。

总的来说，在时间并不充裕的情况下，获取知情同意并不是必要的。涉及大局问题，对于知情同意的要求相应降低；而针对伤患病情的个体处理，知情同意的要求相应上升。知情同意在符合伦理的情况下，随环境、事件而调整。然而，无论要求如何变化，相关信息的告知都是必要的。

二、灾难幸存者如何获得最适当的治疗

强调时间不足难以获得知情同意的同时，世界医学协会也提到，在地震等灾难发生后，灾难幸存者应该有自主选择权利，得到最合适的治疗，并受到与其他伤患同样的尊重。如在地震环境中，不可能在所有情况下都获得知情同意，医生做出的决定符合伤患的最大利益即可，在康复过程中，应尊重伤患的自主权。这里涉及一项措施，那就是检伤分类。灾难环境下对伤患进行检伤，即试图设定优先治疗顺序，以挽救更多的生命，并将死亡率限制在最低水平，这是基于实用主义的指导思想。在常规机制和资源不足的情况下，不得不在短时间内用有限的资源管理大量伤患，这导致了灾难现场的混乱，并且与尊重伤患意愿的要求有所冲突。但是，检伤分类是基于对全局的综合考虑，是解决问题的最优方案，因此伦理上对于尊重伤患自主选择权的要求有所下降。

三、救援人员的"特殊权利"

在实际灾难医学紧急救援中，经常面临无法实施知情同意的困境，因此在特殊条件下应该允许救援人员在无法获得知情同意的情况下开展紧急救治。救援人员在特定环境和特定条件下，可以实施以保全伤患生命为目的的医疗救护手段，而不必为此承担相应的法律责任。

矛盾在过去的灾难中时刻存在，在被救活的人和没有救活的人之间，救援人员根据某种规则做出抉择，无数人就因这些抉择而得以生存或者被放弃。没有人愿意面对这种抉择，救援人员希望救活所有的人，在最终做抉择的那一刻，相信他们是本着良心和信念进行的。

第二节　灾难环境中知情同意权的
受限与实现

知情同意在卫生保健和研究中具有重要的伦理意义，并被广泛认为是尊重自主权原则的体现。在灾难环境和弱势人群中，它的应用是复杂的。可以说，在灾难发生时，知情同意权会发生变化，因为伤患通常不可能完全了解和意识到实际情况。这种情况对获得知情同意的传统方法提出了挑战。因此，如何在灾难环境下实现知情同意权是需要解决的难题。

一、知情同意权受限

在灾难现场，由于客观条件的限制，伤患的知情同意权受到很大限制，所以，某些情况下，不需要征得伤患同意，比如做检伤分类、隔离等会影响他人健康的决定或者需要顾全大局的情况下。但如果时间允许，最好向伤患解释并征得同意，并且保证信息的透明度。伤患的知情同意权会在时间、内容等方面受到限制。

二、知情同意权的实现

伤患知情同意权的实现对于灾难环境下的伦理问题的解决具有重大意义。在伤患拒绝治疗时，应该评估伤患的心理健康状态。如果检查发现伤患没有明显的心理健康危机，无论何时只要可能，救援人员可以试图说服伤患接受治疗。在伤患拒绝治疗的情况下，如果时间允许，请伤患签署一份文件，表明其不接受治疗。对于更好实现知情同意权有以下几点建议：

（1）救援人员应接受培训，辨别那些难以做出决定的个人（如患有精神障碍且不能独立做出决定的人）并确定帮助其做出相关决定的人。对于那些无法做出明智决定的人来说，谁能代表他们做出决定就成了问题。此外，关于知情同意的期望也受到文化的影响。

灾难环境下保护弱势人群的最常见方法是事先取得他们的知情同意，但这一过程是有局限性的。只要在不违背伦理的情况下，可视情况调整，做出最利于全局及伤患个体的决策。

（2）在不安全或不稳定的环境中提高安全性、保密性。知情同意权的实现有赖于安全性的保障。在灾难中，避免伤害和向参与者表示尊重也可能变得更具挑战性。灾难发生后受到广泛关注的一个问题是灾难造成的身体伤害风险，一些调查者认为这影响了研究参与者和研究人员的安全。除了与灾难直接相关的风险外，灾后的暴力风险也有所增加。特别是在灾后政治不稳定的地区，有必要为研究参与者和研究人员的安全提供额外保护，包括为研究人员在预期安全局势可能恶化和需要疏散时进行适当的应急规划。研究参与者的安全性通常被视为道德审查的一个重要考虑因素。保密为第二个与安全相关的问题。这个问题在有可能发生冲突或暴力的灾难环境中尤为严重。数据安全与保密息息相关，保障数据安全更多是为了维护伤患的心理稳定，以免隐私泄露引起伤患的不良情绪。

（3）与卫生行政部门共同研究制定灾难伤患优先处置原则及流程。实践证明，我国在长期实践中形成的一整套理论及工作方式可以有效提高批量伤患的救治效率，特别是提高短时间内大批量伤患的救治效率，并能够降低死亡率和致残率。与相关部门共同研究和制定灾难伤患检伤分类方法、优先处置原则及流程，结合灾难发生特点与救灾过程中实际遇到的空间、医疗条件等问题，制定相关政策，达到先重后轻的医疗救治目标。同时，注重平时对群众的医学伦理教育和基本医学知识宣传，减少群众由于伦理知识和基本医学知识缺乏而导致的对正常医疗救治流程的阻碍。

（4）建立健全相关的医疗法律法规，保证医务人员在特定条件下实施医学救援的无罪免责。灾难医学救援不同于日常的医疗救治，应制定相关的法律法规，保护医务人员在特定环境和特定条件下，可以实施以保全伤患生命为目的的医疗救护手段，而不必为此承担法律责任。同时应成立由医学专家、医学伦理学家和法律专家组成的评估机构，按照伦理学有益无伤的原则，根据救治现场的实际情况，对医务人员所采取的相应的治疗手段进行评估，避免任何不利现象的发生。

（5）建立健全应对不同安全威胁的医疗救援保障体系和完善专业队伍装备，力争达到重症伤患的贯序治疗。可以建立几支可应对不同安全威胁的医疗救援队，配备专业装备，使之成为专业化救援行动的中坚力量。

（6）尽快建立灾难医学理论体系，研究灾难医学救援中的伦理问题。灾难医学发展的程度反映了政府和人民积极主动面对灾难的意识，但目前国内还没有相应的学术组织，更缺乏灾难医学研究专业人才，也没有适当的获取研究的渠道，这使灾难医学的研究与发展远不能适应我国发展的需要。应当成立专门的灾难医学研究机构、专家咨询委员会、学术团体，促进灾难医学研究快速发展，并向公众普及灾难医学救援知识。将突发公共卫生事件应对体系的理论研究并入灾难医学理论体系，对发生灾难可能性的判断、危害评估、人为干预作用，以及灾难之后的状态进行深入的研究。同时，需要将知情同意、自主选择、不伤害、诊疗最优化等国际社会认可的医学伦理学基本原则融入灾难医学理论体系，从而在救援过程中体现医学伦理学的宗旨，医学职业道德和对伤患高度负责、真诚无私的关爱原则。

（7）评估有意义的社区参与的可能性。社区参与非常重要，但它也被认为是灾难研究中一个特别具有挑战性的领域。灾难研究的多重特征使得有效的社区参与尤为困难。第一，灾难研究协议可能会在灾难发生后迅速制定和实施，可能没有时间让当地社区参与。第二，经历过灾难的社区可能根本没有能力配合灾难研究，因为他们从灾难性事件中恢复时有其他紧迫的需求和优先事项。第三，与非灾难研究相比，灾难研究更有可能由社区中经验有限的研究人员进行。第四，通信和其他基础设施的中断也可能使这种参与更加困难。然而，有人提出了克服在灾难环境中实施社区参与的困难的方法，包括与当地研究人员和政府合作，以及与活动前在该地区工作的组织建立伙伴关系。但这些方法并不能完全解决实现有意义的社区参与的困难。因此，尽管相关文献强烈支持社区参与所有研究，但实际研究工作中面临巨大挑战，还需要更深入的探讨。

（瞿　佳）

第六章

灾难中检疫隔离的伦理问题

检疫是风险管理的一种措施，是为了确认目标对象达到一定要求和标准的评定过程。在某地极可能发生传染病传播时，无论人类、动物还是植物，为了防止其身上携带有传染病病原体，从而导致传播，都必须进行检疫隔离。为了预防传染病的输入、传出和传播所采取的综合措施，包括医学检查、卫生检查和必要的卫生处理，共同构成了检疫隔离。

检疫分为国境卫生检疫、疫区检疫及地区间交通卫生检疫。国境卫生检疫是预防传染病由国外传入国内或由国内传至国外的重要措施。不同国家会按照本国流行病情况和世界流行趋势确定需要检疫的病种，一般会在国境处（如国际通航的港口、机场及陆地入境处）和国界江河的口岸设立国境卫生检疫站，配备专业医务人员代表国家执行检疫任务，对发病者、可疑伤患及密切接触者都要进行隔离或留检。

需要检疫的病种可根据具体情况而随时调整，如天花原来是各国均要进行检疫的病种，但是随着天花被彻底消灭，检疫及检查种痘证明等都随之取消。需要强调的是，如果入境的交通工具来自检疫传染病疫区，且被检疫传染病污染，或其中发现能引起传染病的啮齿动物或病媒昆虫，需进行消毒、灭鼠、除虫及其他卫生处理。国境卫生检疫是保证传染病不在世界暴发大流行的重要措施，而疫区检疫和地区间交通卫生检疫更侧重于维护区域性的稳定，保证不影响更大范围。当国内发生烈性传染病，如鼠疫、霍乱时可进行疫区检疫和地区间交通卫生检疫，以防止疾病扩散。疫区检疫和地区间交通卫生检疫的原则：

（1）限制疫区和非疫区之间的交往（地区交通卫生检疫）。疫区人员原则上不离开疫区，必须离开时，到非疫区后应按传染病接触者处理。对传染病无免疫力的非疫区人员也禁止进入疫区。总结来说，就是在疫区及非疫区之间控制人员出入，保护易感人群。

（2）搜索疫区内的全部传染源（包括伤患、病原体携带者等），加以隔离、治疗。找到传染源有助于控制住传染病更大范围的扩散。

（3）疫区内进行消毒、灭虫等。通过切断传播途径，控制传染病的进一步发生发展。

（4）对接触者进行适当处理，对易感者接种疫苗或用药物预防。实施各种预防措施后，直至最后一个病例的接触者的最长潜伏期结束，仍未再发生新的病例，疫区检疫才告终结。

隔离，在医学上可分为传染病隔离和保护性隔离。传染病隔离是将处于传染病传染期的伤患、可疑伤患安置在指定的地点，使其暂时避免与周围人群接触，便于治疗和护理。通过隔离，能够尽快控制传染病的发生发展及尽可能地缩小传染病的传染范围，有效降低传染病的传播概率。保护性隔离是指将免疫功能极度低下的易感者置于基本无菌的环境中，使其免受感染。灾难环境中卫生条件差，一些伤患抵抗力差，为了预防和控制传染病的暴发，检疫隔离非常关键。救援人员需要按相应规则及专业要求进行检疫隔离。

第一节 检疫隔离措施的实施

一、实施条件

（一）体系化

由于经济、社会快速发展及全球化进程加快，还有医疗卫生的快速发展，细菌的耐药性增长，一些传染病从过去通常只在部分区域暴发逐渐扩展到在世界范围大暴发，并且其扩散的规模难以遏制。因此，传染病防治立法成为世界各国高度关切的共同问题，各国期望规范传染病防治的各个事项，进而实现追求全人类健康的目的。从传染病防治手段层面来看，检疫隔离毫无疑问是行之有效的、能够在小范围内阻断传染源传播、达到快速治愈伤患的目的的措施。但值得注意的是，隔离措施的实施也具有很大的伦理挑战。隔离措施主要分为隔离和检疫两种方式。隔离伤患的隔离处所通常为医院或其他医疗机构。仅将伤患隔离于一定地区或空间而不予治疗，任其发病、自生自灭甚至予以焚烧摧毁，是不可取的做法。隔离是将与伤患有过接触但未得病或未发病的正常人，或将疑似染病但临床上并无症状，或未发病的病原携带者等与社会人群分离或限制其行动，以避免与他人接触而传播疾病。

（二）法律保障

人类防治传染病的基本和重要手段就是控制传染源、切断传播途径及保护易感人群。对于传染病伤患应做到早发现、早报告、早隔离和早治疗。隔离伤患、疑似伤患及其密切接触者也是切断传播途径、保护易感人群的重要举措。而从法律方面来讲，隔离、检疫皆属于强制措施，要求被隔离者必须在指定处所接受治疗或医学观察，被隔离者的人身自由将受到暂时限制。既然这是对人身自由的一种限制，就必须从法律层面加以探讨。站在个人层面，隔离措施带有强制实施的色彩，但不得不承认，在大范围传染病暴发的情况下，此举措的效果显而易见，因此，建议疫区公众自行隔离，在告知后采取一定手段实施隔离也是合情合理的。

（三）组织与程序保障

传染病防治具有重要的公共利益，要求卫生主管部门切实有效地制定和执行检疫隔离措施，杜绝传染病的发生、发展及蔓延。疫情防治贵在迅速反应并采取正确的措施。同时，要建立被隔离者隔离期间生活出现困难可及时请求救济的机制，以及相关的合理补偿机制。要依宪、依法实施传染病防治，特别是使隔离措施在公众利益与个人利益间达到平衡。如今各国都在积极构建法律条例，一方面保护公众的相关利益，另一方面对涉及公众利益的问题进行详细阐述。

二、实施原则

（1）采取检疫隔离措施之前，应仔细监测所有数据，并讨论是否存在使个人或群体有耻辱感的风险。这一原则坚持的是伦理学中对伤患的不伤害原则。此处的不伤害更加关注的是对伤患心理的不伤害。在灾难期间，医疗的重点在于生理上伤害的恢复，但精神健康问题往往被低估、忽视，要么是因为缺乏资源，要么是因为对其无知。需要心理护理的人也是弱势人群，救援人员应帮助他们缓解家园被摧毁、亲人离世的痛苦。此外，还有一些高风险人群，如遗属，救援人员要给予他们一定的关注和支持，以减轻他们的精神痛苦，帮助他们从亲人离世的毁灭性打击中恢复过来。这种服务有大量需要，且耗时长，但现有医疗系统不能很好地满足这一需求。可以培训和动员志愿者参与到灾后心理护理队伍中。

（2）检疫隔离过程中，医生应该最大限度地尊重个人权力，并且对伤患的身份保密，保护伤患隐私，尽力使伤患免于因感染而遭到歧视或感到耻辱。这是基于对伤患的尊重原则。对这类伤患的尊重体现在治疗和康复尽可能遵循伤患个人意愿，在此过程中一定要注意对伤患信息保密。但在灾难背景下，保护诊断和治疗保密性的机制受到干扰，可能会影响救援人员和获得心理健康服务人员之间的信任关系。救援人员可能需要评估和平衡隐私获取对伤患的伤害和对诊治的帮助之间的关系。还有一点需要注意的是，灾难期间的精神健康服务通常是在医院和诊所之外提供的，如难民营或避难所，可能会使隐私保护难以实现，因此需要特别小心谨慎，以优化隐私保护措施和应对隐私泄露的风险。健康记录的维护和保密都是道德责任，无论是在平常还是灾难中都应该遵守。灾难中还需注意与媒体的沟通。灾难经常受到媒体的高度关注，因此救援人员在与媒体交谈时，应努力避免无意中破坏保密性，并应避免谈论具体案例。

（3）持续关注被隔离人群的需求变化，尊重个人权力，而不只是确保足够的食物和安全。

（4）及时公布科学消息，公众有权清晰地知晓这些信息；要贯彻风险沟通原则，避免公众产生不必要的恐惧和焦虑。美国国家科学院对风险沟通做过如下定义：风险沟通是个体、群体及机构之间交换信息和看法的相互作用过程；这一过程涉及多方面的风险性质及其相关信息，它不仅直接传递与风险有关的信息，也包括表达对风险事件的关注及相应的反应，或者发布国家或机构在风险管理中采取的法规和措施等。风险沟通的主要目的是让公众知晓实际情况和说服公众采取一定措施。良好的风险沟通能缓解受灾人群的不良情绪。

第二节　检疫隔离准则的制定

一、制定原则

检疫隔离准则需要由多方合作制定，以保证其合理性，防止偏见。但是，这些准则要根据实际情况进行调整，并依据情况变化定期进行评估，以尽可能保证被隔离人群的利益。灾难环境下，伤患的拒绝配合会让隔离措施的实施遭受阻碍。虽然拒绝治疗通常为个体决定，但伤患拒绝治疗的权利可能会与救援人员保护公共卫生的责任发生冲突，而患有具高度传染性疾病的伤患可能对他人健康构成严重威胁。在这种情况下，应尽一切努力诊断和适当治疗感染伤患，包括试图说服拒绝治疗的伤患，解释他的举动对公共卫生造成的潜在风险。

二、准则内容

（一）建立疾病监测、疫情控制预警和反应系统

在每个受传染病影响的地区建立疾病监测、疫情控制预警和反应系统，预防潜在传染病的暴发。预防传染病，主要是从三个方面入手：①控制传染源；②切断传播途径；③保护易感人群。需要提醒抵抗力低下者，尽量不要接触到可疑感染者，并且要注意锻炼身体，提高自己的免疫力。

（二）提供的必需品必须符合安全标准

住所、食物和水是受灾人群和救援人员的基本必需品，灾难中提供的必需品必须符合一定的安全标准，因为它们可能是传播疾病的媒介。灾难（如地震）发生后，可能有大量房屋倒塌，下水道堵塞，垃圾遍地，污水横流，饮用水被大面积污染，蚊蝇滋生，生态环境遭受严重破坏，腐烂变臭的畜禽尸体更成为各种病菌生长繁殖的理想场所。而短时间内失去衣服、食物、住所等基础的物质生活条件，人群集中在临时住所，人口密度大，居住拥挤，极易引发一些传染病并迅速蔓延。另外，很多受灾人群惊慌失措，身心疲乏，再加上人口密

集，卫生条件极差，机体对疾病的抵抗力明显下降，这些都成为传染病流行的诱发因素。特别是靠近海洋的区域因气候炎热，不幸遇难的人、畜尸体很快就会腐烂，如果污水、粪便、垃圾无人管理，将会形成大量传染源；蚊蝇密度迅速增高会进一步导致水源、空气污染严重。为了防止传染病的发生，必须把卫生防疫工作抓早、抓好。

（三）传染病流行下进行疫苗接种

不少人认为，必须计算所有免疫制剂的风险—效益比，也就是比较接种疫苗后免受疾病侵袭的可能性大还是接种疫苗后效果不佳或不良反应强的可能性大。虽然疫苗可能带来一些健康风险，但疫苗造成伤害的风险远低于传染病造成的风险。正是出于这个原因，应该优先考虑共同利益，但也要在灾难情况下开始大规模疫苗接种之前告知相关人员潜在的利益和风险。

（四）面向公众进行必要的风险沟通

在流行病等紧急情况下工作的救援人员，在与公众打交道时有公开现有结果的道德义务，公众有权知道。灾难中实施风险沟通原则有助于避免公众不必要的恐惧和焦虑。

（五）灾难情况下对传染病进行检测

应定期向公众提供适当和最新的信息，以减少公众对公共卫生措施信息的错误接收、不信任和拒绝接收。检测信息有助于公众做出与他们的生活安排有内在联系的决定。

（六）传染病流行下进行检疫隔离

对传染病有时可能需要采取一些强有力的措施，如关闭学校、实施检疫和隔离。这虽然限制了公众的人身自由，但其是基于大部分人群的共同利益。尽管如此，在采取此类措施之前，应仔细监测所有现有数据，并讨论是否有个人或群体遭受歧视或耻辱的风险。

战争、饥荒和瘟疫不仅给人类带来了灾难、痛苦和恐慌，有时还会导致整个社会的衰退，甚至国家的消亡。瘟疫是由致病性微生物（如细菌、病毒等）引起的流行性急性传染病的总称。从古至今，人类遭遇了无数的瘟疫，其中有些瘟疫给人类造成严重影响，给人类的健康与生命带来了巨大的危害。人类与瘟疫的斗争从来没有停止过，其中，检疫隔离对于传染病的防控起到了非常重要的作用。

传染病防控是一项严肃而艰巨的公共卫生问题，而公平是公共卫生所要考虑的内容，是公共卫生的基础和出发点。公平决定了社会利益和社会负担的分配。一些人认为的公平就是健康是个人的事，社会除了解决个人不能解决的健康问题，保护和促进健康完全是每个社会成员自己的事，每个人主要是对自己的行为负责，对集体不承担任何义务。而另一些人则意识到社会因素影响社会利益和社会负担的分配，要消除这些因素的影响需要集体行动，但集体行动通常又会增加社会负担。健康是集体的事，按照社会公平的原则，公共卫生应该为社会上所有的人提供公共卫生服务，保护和促进所有人的健康。当需要采取公共卫生集体行动来解决某些公共卫生问题时，受疾病影响较少的人群要承担较多的社会负担，获取较少的社会利益。但是，当必须采取的公共卫生集体行动不能得到落实的时候，重要的公共卫生问题就不能解决，最终只会加大社会负担，影响整个人群。所以要强调所有人的团结协作。

公共卫生作为一种社会事业，必须遵循社会公平的原则。传染病检疫隔离就属于公共卫生集体行动，目的是保护所有人的健康，符合公共卫生的社会公平原则。

（瞿　佳）

第七章

灾难医学救援人员的伦理问题

第一节　灾难医学救援队伍的组成、
道德义务与法律责任

一、灾难医学救援队伍的组成

灾难医学救援队伍的组成和规模通常以精简、高效为原则，因灾难类型和严重程度而灵活变化。灾难医学救援队伍主要包括指挥人员、检伤分类人员、内外科救治人员（医师、麻醉师、辅检人员、护理人员等）、留观后送人员、后勤保障人员（担架员、警戒员、消防员、司机、电工机械维修师及各类物资供应人员等）、宣传人员、心理治疗人员等。应急救援员属于国家职业技能人员，共设三个等级，即紧急救助员、高级紧急救助员、紧急救助师。

二、灾难医学救援人员的道德义务与法律责任

（一）道德义务

灾难环境中出现的道德问题是多层面的，涉及有限的资源分配、伤患检伤分类和治疗优先级、个人隐私与公众必要知情之间冲突等问题，加上灾难在时间、地点和程度上存在很大差异，因此不能用“一刀切”的方法来解决灾难环境中的道德问题。

灾难响应救援过程中需要众多专业人员，包括受过医学培训的响应者、社会科学家、心理健康工作者、工程师、通信专家等。在面对灾难时，人们对这些专业人员有更高的专业期望，这些期望不仅停留

在专业知识水平上，更上升为一些伦理期望。因这些伦理期望，相应地产生了一些伦理纲常，其中最为核心的就是约束救援人员行为的道德原则。

1. 道德原则

（1）生命高于一切原则。这要求灾难医学救援人员肯定生命价值的优先性、平等性，并对他人痛苦给予恰当的人文关怀。灾难造成的损失往往是多方面的，但救灾首先要抢救的是人的生命，生命价值高于一切，灾难医学救援人员的救治工作必须本着生命第一的原则展开。对急危重症伤患，应当采取紧急措施进行诊治，不得拒绝急救处置。至于伤患的生命质量问题则在其次，或根本没有时间考虑。该原则贯穿救援始终，驱动救援人员保护生命并减少进一步的损失。

（2）互救自救原则。普通民众对灾难的承受能力是有限的，当灾难发生之后，需要动员全社会的力量对受灾人群进行及时的救助。更重要的是，受灾人群要积极进行自救，要合理分配有限的资源，发展确保健康的系统（如获得食物、水及安全的睡眠地点）。

（3）整体利益优先原则。在威胁公共卫生安全的可传播性疾病存在的情况下，关于伤患个人隐私与公众必要知情之间的冲突，可能需要以牺牲个人隐私为代价来保障公众的健康与安全。在资源极为有限的情况下，决策者甚至需要牺牲那些被评估不具有医疗救治价值的人的生命，以保证剩下的人能够借助这仅有的资源存活。除此之外，对于灾难医学救援人员来说，他们在面对突发重大伤亡事故及其他严重威胁人民生命健康的紧急情况时，需要服从卫生行政部门的调遣，牺牲个人利益去支援一线。这体现了整体利益优先原则中的服务性、公益性和全局性。

（4）可持续发展原则。要有效地进行防灾和减灾，强调人与自然的共生性、互利性及人对自然开发与利用的可持续性，避免生态环境破坏导致自然界激变。

2. 因人而异的伦理

遵守职业道德还需要尽全力地尊重伤患的权利。这表现在保护隐私、理解和尊重受灾人群的权利和尊严、遵守适当护理的原则、保持记录的完整性、避免为个人利益而违反道德、尊重他人的信仰、尊重他人的特点和个性等。如果必须限制伤患，应该以平静的方式解释原因。在灾难中，清晰、简洁和富有同情心的沟通对于伤患来说显得更为重要。尽管灾难情况不同，时间和人力资源都很紧张，但也必须采取适当的应对措施。

3. 规则的取舍

在制定道德规则时，我们不能排除我们的情绪、人际关系，也不能直接预见我们行为的后果。伦理学的一个重要部分是理性的辨别能力。

道德规则不需要我们教条式地去理解和践行，它包括了复杂的人际关系，也就决定了它不能被刻板地定义和解释，而应当被辩证地对待，并且根据情景的不同而具有不同的含义。在缺乏信任关系的情况下，比如新伤患的第一次就诊，规则和行为准则显得尤为重要；而在有一定信任关系的基础上，伦理在不涉及隐私的情况下可能不太重要。

灾难决策和响应中有一些道德陷阱：决策者个人的主观因素影响了客观的决策，如偏见等会影响医生对于伤患的治疗和态度；或是盲目的恐慌和混乱导致资源被不合理分配，也许当时的医疗资源并不是真正稀缺，但不知情的公众却因为灾难而匆忙争抢各类资源，拒绝与他人共享；抑或是决策者在灾难环境中固执地坚持常规的医疗标准。把握好道德规则的取舍之度，才能更好地减少伦理问题。

（二）法律责任

在道德规范框架内活动时，救援人员亦需要在实践中遵守法律。灾难发生时，法律环境会发生变化，对法律知识的理解对于灾难情况下工作的救援人员来说是至关重要的。救援人员可能面临法律的不确定性，一些救援人员可能在不了解法律后果的情况下行事。尽管专业责任感是在灾难环境中工作的基础，但这其中的一些选择可能是前所未有的，毫无顾虑的工作可能会引起一些法律纠纷，因此必须熟悉灾难情况下的法律知识，以获得合理的法律保护。了解现有的法律要求可能可以预防一些法律问题的出现。救援人员应该知道他们在多大程度上可以自由行动，以及哪些行为可能会给他们带来法律问题。

此外，需要熟悉相关指南和协议。医疗实践中可能会产生责任、歧视和索赔的风险，这就要求在做出检伤分类决策及提供医疗救治时保持透明、负责和公平。此外，进行未经授权的治疗也有压力，监督更少，个人标准变得更加重要。法律是一把伞，应严格遵守国家和地方的法律，这既可以让救援人员避免陷入法律纠纷，也可以让伤患在指定的框架内接受服务。《院前医疗急救管理办法》规定，不得因指挥调度原因拒绝、推诿或者延误院前医疗急救服务；不得因费用问题拒绝或者延误院前医疗急救服务。《中华人民共和国医师法》第三条规定，医师应当坚持人民至上、生命至上，发扬人道主义精神，弘扬敬佑生命、救死扶伤、甘于奉献、大爱无疆的崇高职业精神，恪守职业道德，遵守执业规范，提高执业水平，履行防病治病、保护人民健康的神圣职责。医师依法执业，受法律保护。医师的人格尊严、人身安全不受侵犯。这项规定的含义就是，如果医学救援人员在紧急救援过程中没有依法履行职责，没有尽到医学救援人员的义务，难以得到法律的保护，也就不存在维护自己合法权益的基础。如果没有依法履行职责和义务，造成严重后果，还要承担法律责任。如果由此与被救护人员相关人员对医护人员人身或财产造成伤害的，就难以维权。

在院外转运途中进行紧急救治和监护时，应当依照《院前医疗急救管理办法》规定，按照就近、就急、满足专业需要、兼顾患者意愿的原则，将患者转运至医疗机构救治。不能出于各种非紧急救治的原因，如经济效益、相关医护人员熟悉程度等因素，耽误对需要救护人员的救治。

《中华人民共和国医师法》第六十三条规定，违反本法规定，构成犯罪的，依法追究刑事责任；造成人身、财产损害的，依法承担民事责任。

上述法律规定都对医学救援人员的职责和义务进行了明确的规定，医学救援人员在紧急救援过程中，应当依照法律的规定，尽心尽力地履行其所负有的职责和义务，避免因为违反相关规定而承担法律责任。

尽管灾难给在道德和法律框架内安全执业带来了挑战，但无论面临何种挑战，仍必须继续遵守这些规定。灾难医学救援是医学救护中一个特殊的领域，医学救援人员履行的是特殊的医疗救护工作，不但要遵守有关医学工作的法律法规，还应当遵守紧急救援相关的规章制度、技术操作规范、诊疗指南。

第二节 灾难医学救援人员的优先权

一、灾难医学救援人员的优先权

许多文件提出了同样的观点：从道德上来讲，因救援人员面临更高的风险，向这类人群提供优先的治疗，从而达到相对的公平；从利益最大化的角度看，只有健康、能干的救援人员才能降低总体死亡率，因此所有人都受益于这种潜在的不平等。而且只有受到良好保护的救援人员才更可能愿意待在危险的环境中。救援人员通常面临比普通人群更高的风险，通过为其提供额外的保护和优先治疗，从而分担这种高风险是公平的。

二、灾难医学救援人员优先权的伦理问题

实用主义是一种伦理理论，认为我们应该最大限度地提高集体福利。在灾难不同阶段，并不是所有可以受益于医疗援助的伤患都能得到援助。当涉及人的生命和伤害时，医务人员往往是第一个做出反应的人。医务人员必须做出艰难的决定，如首先关注谁，如何管理有限的资源等。面对突然或巨大的生命损失和有限的资源，医务人员做出检伤分类决定往往是困难的，他们通常把自己定义为伤患的坚定拥护者，却发现自己需在伤患之间做出艰难的选择。即使所有人都能得到一种援助，这也会从其他服务中占用太多资源。有计划的、明智的、协调的检伤分类可以使这些决定相对合理和公平。实用主义的存在也就成为必然。

在灾难检伤分类中，实用主义可以被理解为要求最大化挽救生命数量，或者挽救生命年数，或者挽救质量调整生命年数。无论是从挽救生命的角度，还是从更广泛的长寿、健康和福利的角度来看，实用主义支持哪种检伤分类方法的问题仍然存在。

尽管人们一致认为应对灾难时，实用主义在道德方面的作用很重要，但不同伦理领域的伦理优先事项各不相同。此外，在每个领域内，紧急情况与非紧急情况，以及灾难的不同阶段（如灾前计划阶段、响应阶段和灾后恢复阶段）的优先级可能不同。没有单一的伦理

理论或方法能够完全解决灾难不同阶段出现的复杂情况。

　　实用主义在灾难伦理中有很强的说服力，在灾难管理中发挥重要作用，然而，如果不受基本权利和义务的伦理束缚，可能会发生道德上令人反感的事情，如抛弃无辜者。

　　完全抛弃实用主义也是错误的。除了灾难环境和公共卫生，在日常生活中也需要合理使用有限的手段，在决策中应该考虑到这一点。然而，必须强调的是，不应仅通过考虑行为的后果来评价行为，道德不能仅基于行善的原则，更不能仅基于善的最大化原则。

（李清音）

第八章

地区差异与伦理

文化背景是指对人的身心发展和个性形成产生影响的物质文化和精神文化环境。在不同历史时期、不同民族、不同地区，人们所创造和发展起来的文化之间存在一定差异。人类个体的社会化、才智和个性的形成和发展，与其所处的具体文化背景密切相关。

当前，世界各国经济合作、文化交往日益密切，灾难救援往往是由来自不同国家和地区的救援队伍协作完成，因此，如何在不同文化背景下有效完成救援工作显得尤为重要。若对灾区价值观念、风俗习惯、禁忌等文化背景缺乏了解，很有可能产生交流障碍，冒犯他人，陷入伦理困境，严重影响救援任务的完成。文化背景差异下的人群差异则是一种更精细的差异。人群差异是指同一行为习惯在不同人群中存在差异。另外，不同人群常常具有自己独特的行为习惯。所以人群差异在灾难救援中往往也是需要考虑的。

第一节　尊重文化背景

一、文化背景与救援工作

来自其他国家的紧急医疗队应了解和尊重当地文化，遵守医疗方面的专业规范和道德标准。不同地区的文化信仰和传统使人们对疾病的理解有所不同，这可能影响救援人员的救治方式。救援人员必须考虑到文化背景差异及地理背景差异，必须重视一些敏感的因素，以免冒犯个人和群体；要保持中立的态度，避免对伤患有偏见。

　　偏见会使在不熟悉的文化背景和政治环境中工作的救援人员陷入伦理困境。偏见会造成认识的不完整性，甚至缺失、错误。一个行为是适当的还是有害的可由文化和社会背景决定，需要经过深思熟虑。救援人员应始终牢记，要充分认识到受灾人群心理相对脆弱，要照顾他们的一些特殊需要。需要在考虑当地的复杂情况和文化背景的情况下做出合适决策。在灾难突发的情况下，对错已经不再是首要问题，挽救生命才是共同目标，对所有受灾个体都应采取一致的援助。要积极构建灾难环境下和谐的环境，减少伦理困境。

二、文化差异与伦理困境

　　了解文化差异将有助于医护人员更好地与受灾人群沟通。伦理原则的应用必须考虑不同文化背景。紧急情况下的救援不可能将所有方面都兼顾到，但在救援过程中需要尽量多注意，以免冒犯他人。

　　灾难中的问题大都与灾难性质和独特的社会、物质和政治方面的背景有关。

三、跨文化交际能力

　　当前，随着世界各国经济、文化的交往与合作日益频繁，国家之间相互依赖程度也不断加强。来自不同国家或地区、具有不同文化背景的人们之间的交际就是跨文化交际。跨文化交际中，如果对不同国家或地区的价值观念、风俗习惯、思想意识、禁忌及委婉语等缺乏了解，就会产生交际障碍，遭遇伦理困境。因此在救援中，救援人员需要了解受灾人群的文化背景、宗教信仰、风俗习惯等，以便更好地交流，顺利、高效地完成救援任务。

（一）跨文化交际能力概述

跨文化交际是指在语言和文化背景方面有差异的人们之间的交际，其包含以下几个要点：①双方来自不同文化背景。②双方使用同一种语言。③实时的口语交际。④直接的言语交际。跨文化交际能力是一个综合的、多维度的概念，其包含了许多内容。相关研究大致将跨文化交际能力归纳为目标、知识和技能三个方面，意为明确跨文化交际的对象、掌握跨文化交际的基础理论知识、在真实场景中运用跨文化交际能力。也有部分研究认为跨文化交际能力主要由态度、知识、技能和批判四个维度构成。另外，国内外研究者的研究表明，在目的语（交际使用的语言对一方来说是母语，而对另一方来讲是第二语言，即目的语）的学习过程中，学习者需要了解跨文化交际所涉及的因素（如生活背景、学习情况），树立正确的跨文化意识，理解非语言行为的社会语用功能，只有这样才能学会正确、得体地处理文化差异和文化冲突的方法，从而达到跨文化交际的目的。因此，跨文化交际能力对于灾难环境下具有文化差异的医患沟通是十分必要的。

（二）救援人员跨文化交际能力培养的必要性

近年来，由于地震、海啸、泥石流等自然灾难频发，而各个国家或地区间的沟通交流也逐渐增多，灾难医学救援也面临新的挑战。对于救援人员来说，良好的语言能力已成为执行跨地区救援任务必备的能力，但仅具有合格的语言能力还不足以圆满完成救援任务，因为除了语言障碍，各国、各民族的文化背景、风俗习惯和宗教信仰不尽相同。如果缺乏对这些方面的了解，在交流中出现失误往往会被认为是不礼貌的，甚至是怀有敌意的，很容易引发伦理问题，给救援活动造成障碍。为了不引起不必要的在治疗因素以外的危险因素，救援人员应尽可能掌握跨文化交际能力。

简而言之，了解救援地区的文化背景、风土人情等，能够应对和处理文化冲突对于救援人员至关重要。只有这样，救援人员才能充分尊重受灾人群风俗、信仰、价值观，理解受灾人群的行为，在救援过程中避免主观臆断，从而避免发生"文化冲突"和"文化休克"。

（三）进行跨文化交际能力的培养

1. 将跨文化交际能力培养列入救援人员培养计划

在制订培养方案时，要明确将跨文化交际能力列入培养能力要求的范畴，在教学方法、教学进程安排、学员考核等方面进行充分的考虑，并将中西方文化对比的内容融入教学。例如，可以适当加入地震多发国家各地人文地理、民俗等方面知识的介绍。同时要通过中外文化的对比，让救援人员逐步了解有关本国和受灾国之间的文化差异，提高对文化差异的敏感性，并形成对文化多元性和文化差异性的包容态度，从而提高跨文化交际能力和意识，增强应对多元文化环境的能力。

2. 引入"沉浸式"教学模式

在救援人员的语言培训中，可以引入"沉浸式"教学模式，实现语言与知识相结合，为救援人员提供丰富的语言环境，充分体现语言的交际功能，从而让救援人员能够在目的语的充分沉浸下，有充分的机会使用目的语获取信息。

在救援人员语言培训中，还可以针对灾难多发国家的文化，模拟种种灾难现场与各种复杂的情况，提供具有"实战"意义的视频、音频教学材料、案例，以促进语言知识和文化知识的紧密结合，真正让救援人员在语言学习的过程中做到身临其境，了解在不同的文化背景中，应对各种情况时应该说什么、做什么。同时提供大量的模拟场景，通过角色扮演等形式，引起救援人员学习兴趣，让他们主动地开口模仿。

除了在日常培训中尽量采用"沉浸式"教学模式，还需要尽量创设各种条件，充分利用网络、多媒体等资源，为救援人员提供课外的跨文化体验。利用多媒体等资源为救援人员提供大量的音频、视频资源，不仅有利于提供真实语言材料和语言环境，还能够以一种生动、易于接受的方式把目的语国家的社会习俗、文化背景、宗教信仰等展示出来，以寓教于乐的形式在潜移默化中培养救援人员的跨文化交际意识与能力。

灾难救援可能是跨国界、跨地域活动。救援人员在进入一个新的场所，接触一个陌生的护理对象或特殊文化人群时，如果因不了解多元文化的背景而不知所措，引起文化休克；或将自己的文化价值观、信念有意或无意地强加于他人，造成文化强加，都会影响救援实效，甚至造成尴尬场面，陷入伦理困境。对救援人员进行跨文化交际能力的培养，有助于避免文化休克和文化强加现象。

第二节　重视人群差异

灾难伦理要求救援人员注意人群的差异（关注弱势人群，如老人、妇女、儿童等）。大量证据证明社会弱势人群比特权人群承受更大的疾病负担，需要针对差异制定规范计划和采取援救行动，以减轻这种差异，并使每个人都能相对公平地获得救援。

灾难对穷人、妇女和其他弱势或边缘化人群的影响往往更大。他们在获得优质服务方面面临着更大的困难，如穷人可能缺乏资金支付诊治费用。因此应注意可能影响整体健康情况的现有健康差异，并提前制订计划来缓解或纠正这些差异。例如，政府可以在贫困地区提供免费的公共交通，促进偏远地区与市区的联系，以及时收集信息。此外，重视人群差异，不光在于细节，还要注意及时性。

　　灾难期间，精神健康问题往往被低估甚至忽视。在灾难期间需要心理护理的人应被归类为弱势人群，救援人员应帮助他们逐渐恢复。救援人员还必须对高风险群体给予更多关注和支持，以减轻他们的痛苦，帮助他们尽快恢复。这种服务需要较多，现有系统不能满足需求，应为此培训和动员志愿者。

（瞿　佳　林　伟）

第九章

媒体与伦理

第一节　灾难环境下的媒体

一、灾后媒体的作用

媒体有着极强的舆论引导作用。传统媒体主要作为政府的喉舌，具有极高的公信力，是官方消息的发布场所，具有稳定民心、引导灾后社会舆论方向的重要作用。而新媒体为公众参与的平台，可用来征集志愿者、募捐钱物，同时让公众看到一些其他的细节与信息。在灾后重建过程中，媒体仍然起着积极的推动作用。在灾后重建的各个节点，媒体敏感地捕捉并传播积极信息能够让受灾人群保持信心，让灾区外的公众持续关注灾区的发展。

灾难发生后，媒体介入是重要的社会干预之一。在现代灾难救助系统中，媒体的作用越发重要。

随着互联网设备越来越普遍、社交媒体服务内容增加，社交媒体用户数量剧增。社交媒体是快速传播和消费由文本、图像和视频内容组成的信息的媒介。越来越多的互联网设备与越来越多的社交媒体用户相结合，意味着在灾难现场可以产生大量对应急管理人员有用的信息。虽然由于社交媒体的非结构化呈现，相关信息对应急管理人员来说并不都能立即使用，但技术的进步使得社交媒体对灾难应对的作用越来越大。社交媒体信息可以在技术工具的帮助下，潜在地帮助决策，从而减轻灾难带来的影响。

当灾难发生时，社交媒体也是促进受灾人群、其亲人朋友和政府、救援人员、媒体等多方沟通的活跃媒介。社交媒体上的通信可以是多种多样的，包括信息请求、援助请求、安全和疏散公告及来自灾难现场的观察报告等。在灾难发生之后，媒体发挥着传递信息与求助平台的作用，面对灾区通信中断的情况，媒体报道成为灾区之外人们了解灾区情况的主要甚至是唯一途径，也可以说是受灾人群的一种依靠。

（一）传递信息

可以毫不夸张地说，在灾难发生之后，媒体是公众的一大依靠，媒体可迅速将政府、灾区人群、灾区外人群三者紧密地联系在一起。在灾难发生后，媒体更是政府的喉舌、公众的发声地及求助平台。

（二）引领正确的舆论方向

媒体在灾后是主要的信息传递者与传播者，但由于认知等方面的原因，受众会对报道有各种各样的感悟和判断，并产生各种各样的反应。媒体要具有敏锐的事物分析能力和判断能力，既要善于发现事物，又要善于判断事物发展方向，要对灾难事件报道可能引起的后果进行准确的预见和判断，防止因报道失误导致"人为次生灾难"。同时，在报道灾难事件时，媒体常常要采访某一方面或领域的专家学者，以提高信息的权威性。但权威性观点常常是有限制条件的，媒体应当准确、全面地理解权威言论，不能断章取义，妄下结论。对"没有定论的问题"，和暂时还缺乏科学依据的所谓"权威观点"要慎重对待。将尚未被证实的观点进行传播，很容易引起社会舆论骚动。所以，媒体必须明确自己在灾难发生后更加凸显的舆论引导作用，引领正确的方向，帮助稳定民心，抗灾减灾。

（三）进行社会动员

灾难期间，主要媒体的良好舆论引导及群众在网络间传递的正能量，在广大群众之间无形地激发起一种共同承担责任感。当下公众媒体和网络平台，让每个人都有机会了解各受影响地区的情况，与此同时可以让灾区外人群也有机会帮助到处于困境中的人。如此一来，便可以进行社会动员，广泛整合资源，帮助释放整个社会的潜能，从而在短时间内形成抗灾救灾的巨大社会合力。

（四）为救援人员的工作助力

从应急管理人员的角度来看，他们需要及时和准确的信息，以便在应对灾难时做出明智的决定（包括资源的部署和分配），而来自灾难现场的个人信息（可能包含关于自然和物理环境的重要报告和其他重要信息）都是了解情况的一个重要来源。

（五）辅助灾后重建

面对灾后重建，媒体应该有极高的敏感度，及时准确地进行信息播报，扮演好灾后重建地区的心灵重建者与灾区新面貌的传播者角色。

灾后摧毁人的往往不是物质的匮乏，而是心灵的创伤，媒体除了要减少"人为次生灾难"的发生，更应扮演起心灵重建者的角色，宣传正面的信息、加大心理健康信息宣传力度等，让受灾人群重拾信心，点燃希望。

（六）进行抗灾宣传

媒体应该成为抗灾宣传的主力军，利用其公信力，增强公众的安全防范及各项抗灾减灾意识，尤其是新媒体，可以利用与传统媒体不同的新方式，通过一个个小的细节不断将抗灾的科学知识渗透进公众的日常生活。

（七）提升决策机构的公信力，维护社会稳定

灾难到来时，媒体可利用自身的优势，引导公众配合政府的救灾调控工作。通过媒体，人们才容易看到灾难面前政府的关心，深刻体会到团结的力量。这其中媒体是一种公共资源，它能够对政府救灾的积极态度、为救灾而采取的有效行动等进行详尽的报道，可以增强人们对政府的信心，从而提高政府在公众心目中的形象。但如果有关部门封锁新闻或反应迟缓，就可能得到不好的评价，这种做法可能不仅不利于灾难救援，还会使事态更加严重，或引发其他危机。当然，媒体也可以对有关部门形成监督，督促其认真履职。

二、如何充分发挥媒体作用

（一）政府重视和加强与媒体的沟通与合作

政府作为社会公共事务的管理者，在灾难救援社会动员中必须重视和加强与媒体沟通机制的建设，以形成政府与社会的良性互动。一方面，政府要增加工作的透明度，公开政务信息，通过媒体这座桥梁及时向公众公开实情并采取有效行动。另一方面，政府应完善新闻发言人制度。新闻发言人不仅是政府的代言人，也是媒体获得新闻信息的重要来源。政府可通过新闻发言人向媒体和公众提供权威信息，以避免信息传播失真、失控。

（二）媒体加强责任感，提高社会动员能力

灾难救援中的社会动员，不同于一般的新闻传播。媒体在面对灾难时最重要的是保持理智、冷静，更要体现人文关怀精神，讲究传播艺术，加强责任感，正确引导群众并维护社会稳定。

（三）公众树立公共危机意识和慈善意识，积极参与动员

公众是灾难救援社会动员的主要参与者，然而一些公众自身的危机意识薄弱，影响着他们参与灾难救援社会动员的及时性和正确性。所以，公众应树立公共危机意识和慈善意识，积极参与动员。

在灾难救援社会动员时，媒体是政府的信息沟通工具和代言人，要进一步发挥媒体在灾难救援社会动员中的作用，不仅需要政府加强与媒体的沟通，更需要媒体加强自身的责任感。只有这样，才能在政府与公众之间架起灾后救援社会动员的桥梁。

（四）建立起良好的舆论氛围

媒体在社会变迁中所扮演的角色，在我国有着极为重要的意义。舆论有一个公共的空间，这个空间中，讨论、议论、争辩的主体主要是个人或组织，争论的主要是公共事务。想要发展好这个舆论的公共空间，需要每个个人或组织对于自身言论有一个合理的掌控，也需要媒体建立起良好的舆论氛围。

三、灾后对媒体发展的愿景

（一）根据平台特点发挥作用

现在公众大多使用微博、微信、知乎、抖音等社交媒体平台，除此之外，还有一些特殊的媒介，如高德地图等，借助其能获取使用者地理位置，精准推送使用者可能需要的一些新闻。每个平台都有其特点，想要充分发挥出媒体优势和作用，就要综合考虑各平台的特点来选择信息的传递方式和形式，最大限度地调动各方资源，形成良好的

媒体生态。

（二）在灾后持续发挥作用

灾难发生一段时间之后，相关热度会持续下降，一方面媒体应考虑将抗灾减灾的安全知识通过媒体平台浸透进公众的日常生活中；另一方面，媒体应敏感地捕捉热点话题，并进行持续关注，进行反思回顾式报道，帮助建立良好的社会氛围，并为今后灾难的响应提供合理的思路。

第二节 灾难报道伦理

一、灾难报道的伦理问题

灾难发生后报道工作中出现了很多伦理问题，如记者可能为了获得更清晰的图像而阻碍救援工作，可能在不尊重人格权利的情况下发表遇难者和伤患的照片；可能为了吸引眼球故意隐瞒真相，甚至传播误导性的新闻，使信息的可靠性降低。

（一）采访干扰救援

现场报道往往是灾难报道中最吸引人的部分，各媒体都非常重视现场报道的作用。而记者在灾难现场往往急于挖掘新闻，或多或少会对救援工作造成一定的影响。在幸存者被救出的第一时间，记者们蜂拥而上的现象是普遍存在的，而相机的闪光灯会对幸存者的眼睛造成严重伤害，采访也会延误幸存者接受救治的时间，这样的现场报道虽然看上去很精彩，但凌驾于救援之上的采访已经背离了新闻报道的初衷。

（二）消费灾难

随着社会的发展进步，灾难报道越来越受到重视，灾难报道在题材内容和报道尺度上有了很大的变化。记者们深入灾难发生地，用图片和文字向人们还原现场的惨烈，但其中有些图片和报道也引发了争议，比如有的图片直接展现了惨烈的场景，令人不适，而灾难中最应当被关注的受灾人群有时反而被淡化处理。若新闻报道不追踪灾难的进展情况，却用惨烈的现场来吸引眼球，这些报道方式不仅偏离了报道重心，更是一种有悖职业伦理的表现。

（三）对当事人造成二次伤害

采访是记者与采访对象之间的人际交往活动，应当在相互尊重的前提下进行。灾难报道的采访相对特殊，当采访对象处在劫后余生、痛失亲人等状态时，往往有极大的压力。因此记者更要注意采访的方式方法，避免在采访对象的伤口上撒盐，给采访对象带来二次伤害。

（四）过分渲染，报道失实

谣言滋生会影响社会动员的效果。例如，若信息公开机制及媒体制度不健全，会存在一定的虚假新闻，不利于媒体的社会动员作用。另外，一些媒体为了追逐新闻热点，过度渲染报道偶然事件，给当事者造成不好影响，有时甚至是灾难性的后果，而媒体的自身形象也会受到极大损害，使公众对媒体的道德产生诸多质疑。

二、记者报道的道德准则

（一）人文关怀

记者的报道活动其实综合体现了自身的专业素养。灾难报道中记者的言行失当就暴露了其专业素养不足。例如，一些记者在灾难现场，为了突显出灾难给人们带来的痛苦，频频抛出如"你家还有多少人幸存""你家房子怎么样"等问题，毫无顾忌地触碰采访对象已经很脆弱的情感底线，直到采访对象流眼泪，甚至情绪崩溃才罢休。这是一种情感冷漠的表现，媒体为了激起同情心，而忘记了作为媒体工作者应有的人文情怀。面对灾难，媒体应克制采访，避免伤害。

灾难报道往往因涉及生命而备受关注，记者采访报道过程中尤其要重视人文关怀。灾难报道事件本身的严肃性和悲剧特征，也决定了采访报道活动必须注意人文关怀。

首先，记者的采访报道应该征得当事人的同意。在普通的采访活动中，征得当事人同意是采访的第一个步骤，然而灾难报道的特殊性使得这项工作有时无法在采访前开展。在乱糟糟、闹哄哄的灾难现场，记者突然捕捉到了有新闻价值的场景，或许是惊心动魄的救援行动，或许是亲人焦急不安的守候，或许是幸存者失去至亲时的捶胸痛哭，这些情况都不容许打扰，记者只能先记录，再征求当事人的同意。如果记者事后忙于其他工作，忽略了征求当事人同意的环节，就会造成对当事人隐私权的侵犯。从新闻伦理的角度来看，灾难报道的特殊性的确存在，记者可以先进行记录，但事后一定要征求当事人的同意，获得允许后才能发表。如果当事人不同意，记者一定要尊重其意见，放弃相关内容。

其次，记者应尽量避免给当事人带来二次伤害。灾难报道的采访对象大体上分为救援人员和受灾人群两大类，救援人员身心疲惫仍坚守岗位，记者要争取在短时间内采访到有价值的信息，尽量让他们多休息。许多救援人员来自当地，他们的亲人也遭遇了灾难，有的记者为了突出他们坚守岗位的精神而刻意提问，这种做法可能会勾起救援人员内心的伤痛，影响救援人员的休息和工作。新闻从业者应当从全局出发，考量社会整体利益，在报道篇幅中穿插个体人物的命运，并以小见大地分析灾难发生的结构性原因，进而对社会制度提出批判或预防性对策建议。近年来兴起的情境化新闻更加重视新闻伦理，尤其是在报道过程中有意消除受灾人群的个人信息、对关键画面进行处理，以尊重受灾人群，避免造成二次伤害。

灾难报道关注"灾"的时候，更要关注"救"。"救"不光包括对灾区救援工作的报道，更包括通过新闻报道缓解社会伤痛、降低灾难带给社会的负面效应。媒体更需要在这种时候承担起社会责任，用事实来抵消流言带给公众的负面影响。新闻报道应该注入人文关怀，注重抚慰相关人员。

（二）理清救灾与报道之间的关系

灾难报道的难度不仅体现在专业性上，还体现在伦理冲突上，先采访还是先救人的问题总让记者陷入两难困境。新闻的存在意义在于向公众展示这个世界的真实图景，帮助人们了解周围的世界，尤其是像灾难事件这样普通人无法到达的特殊环境，只有记者才能亲临现场，充当公众的眼睛去观察、记录和审视。因此记者的角色应该定位于灾难事件的观察者、记录者，新闻活动是为了还原现场而不是干扰现场。因此新闻采访活动应当在不影响救灾的前提下进行，救灾是第一位。

（三）保障灾难报道的真实性

灾难报道是新闻报道中一个重要的种类，一定要遵循真实性要求。新闻真实的第一个层次是事件真实，要求新闻报道的事件确有其事，报道的细节还要经得起核对，时间、地点、人物、事件、原因、过程几个要素要与事件吻合。事件真实是对单篇新闻的要求，主要依靠前方记者来保障。新闻真实的第二个层次是总体真实，指的是媒体的报道要与社会生活一致，要求新闻报道较为全面地反映事件的总体面貌。总体真实以媒体某一时期的总体报道为考察对象，主要考验的是记者和编辑对全局的把控。灾难事件涉及的人物有救援人员、受灾人群、遇难者家属等，记者的采访报道应全面反映他们的活动。

（四）兼顾多元群体的利益诉求

灾难报道不仅需要大量的事实基础，更需要挖掘深度信息，人物报道更要经过亲身考察和资料研究，以切入人物的生活肌理，倘若把握不好尺度，极易引发伦理问题。在这个信息爆炸的年代，媒体的理念与运作管理机制也发生了改变，具体体现在报道方法、写作技巧和叙事策略上。公正的新闻报道是内容生产者将客观事实转化为文本符号呈现给受众的动态过程。新闻报道的生产过程与纷繁复杂的社会现实紧密相关。多元群体间的利益角逐也人为地加大了新闻核实的难度。

（五）强化媒体灾前预警能力

在移动融合的背景下，媒体除了要在灾难发生后深入现场，更需要在灾难发生之前强化预警能力。从预警传播效能来看，微信公众号、微博平台及灾难预警官方网络更容易通过传播来扩大覆盖面。从覆盖范围来看，预警类新闻在自媒体上的强流动性更有利于灾难预警这样的特殊信息在社会范围内传播。在气象灾难频发的全球背景下，媒体更需要提升整合分析能力，运用立体化报道模式做出矩阵型气象新闻产品，以增强预警信息的传播效果。

随着信息技术的进步、人类活动的越加频繁，围绕灾难事件的新闻报道活动也应当确立更加多元的规范和策略。一方面，需要建立日常预警机制，为社会公众提供防灾减灾服务；另一方面，在一线报道中需要更注重在无情的灾难面前书写人文关怀。

（李清音）

第十章

灾后尸体处置中的伦理问题

第一节　灾后尸体处置概述

在极端灾难情况下，大量遇难者尸体的快速处置尤为关键。重大自然灾难特别是地震现场的遇难者尸体处置问题是许多国家面临的棘手问题。尽管救援队以拯救幸存者为首要目标，但经常被迫进行灾难现场尸体处置。重大自然灾难发生后，面对突如其来的大量尸体，及时启动尸体应急处置响应机制，安全快速处置遇难者尸体不仅是一个公共卫生问题，还是一个社会伦理、人性化问题。如果大量的遇难者尸体得不到及时妥善处置，不仅容易引发灾后疫情、污染环境，还会引起遇难者家属的不满。另外，很多遇难者尸体在无法识别身份的情况下被集体掩埋或火化，会引发一系列伦理与法律纠纷，给遇难者家属造成二次心理伤害和终身遗憾。建立规范的现场尸体处置医学程序，提高遇难者尸体处置成效，并为后续的验明身份留下证据，具有现实意义。

一、灾后尸体处置的认知误区

目前，不仅普通民众，相当比例的救援人员在尸体处置方面也都存在误区。在实际现场救援中，对于突然出现的大量尸体，现场救援人员可能会担心尸体成为传染病的传染源，但是尚无证据表明传染病暴发与尸体有关。

在遇难者尸体处置过程中，一般做好基本保护即可降低感染风险，有效保障其他人员健康，降低感染的风险。

综观近年来所发生的一些重大自然灾难，尽管受灾国家、地区、种族不同，但对突然出现的大量尸体，出于对尸体本身的恐惧与担心尸体会成为传染源，在身份未确认的情况下一些尸体就被集体掩埋或火化，因此灾后尸体处置相关知识的推广普及十分关键。

二、灾后尸体处置的困难及建议

灾后倘若大批公众死亡，当地的死者善后系统往往会崩溃，快速处理灾后尸体的任务多为当地的组织和社区临时承担。此时，一方面是处置队伍不专业，可能使灾后尸体无法得到较正确的处理；另一方面是处置队伍所需设备不充足或者流程不严谨，难以顺利进行尸体处置，并且处置人员自身的安全方面也存在隐患。

（一）防护方面

传染病的暴发流行必须具备 3 个条件：传染源、传播途径与易感人群。救援人员在直接接触尸源时应做好重点预防。

1. 血源性传染病预防

血源性传染病感染风险取决于死者的感染状况、暴露机会、暴露方式及免疫接种等。感染途径包括直接接触救援人员皮肤创伤面、救援人员皮肤被划伤、尸体血液或体液意外飞溅到救援人员眼、口、鼻黏膜处等。救援人员由于昼夜连续营救，体力不支导致下肢难以站立，造成手及上肢皮肤受伤较多。因此，为避免因体力原因造成皮肤损伤而使感染风险增加，宜每 15～30min 换班一次，更要加大换药和更换防护装备的频率。

2. 肠道传染病预防

尸体常有粪便及分泌液溢出，在救援人员处置尸体或搬运车运送尸体时可能存在直接接触尸体或分泌物污染衣服的情况。肠道传染病易通过粪—口途径传播。

3. 呼吸系统传染病预防

尸体处置过程中以下两种情况容易导致呼吸系统传染病。一是一些组织器官腐败后产生的液体在尸体口鼻处堆积并溢出；二是在搬运过程中尸体肺里残留气体排出被人吸入。因此，尸体包裹时口鼻处白布覆盖要严密，处置人员要加强自身防护，预防呼吸系统传染病。

（二）尸体处置方面

在野外条件下，尸体终末处置与医院内尸体处理有着很大的区别：一是医院内死亡伤患所患疾病是已知和基本诊断明确的，医务人员也会因其疾病的种类而采取不同的防护。而野外尸体所患的疾病和基本诊断都不明确，救援人员很难针对其特有的疾病进行防护。二是遇难者尸体受搜索时间、气温等影响，往往难以被妥善及时地处理，如全身的清洁、填塞等。尸体搜寻、挖掘、消毒、防腐、防护、转运、冷藏处理、最终处置等都给救援人员增加了难度。尸体处置过程中存在的问题，归结起来大致有 4 个。

1. 灾后搜寻困难，残缺不全

现代建筑多数以钢筋水泥结构为主，灾难可能使得许多建筑物倒塌，尸体被埋压，造成搜寻困难、尸体严重变形，而且多数残缺不全，给尸体处理带来很大困难。

2. 交通受阻，专业运输缺乏

灾难发生时，各种救援车辆进出常常造成交通受阻，使得许多尸体难以及时运出进行火化或深度掩埋。而且一些运输车辆缺乏专业设备，没有冷藏装置，运输过程中气体易溢出、液体易流出，从而导致不良后果。应给予运输尸体的车辆优先通行便利，依法查处尸体转运过程中的违法犯罪行为。

3. 尸体处置过程不完善

由于在短时间内要火化大量尸体，灾区附近的殡仪馆不得不超负荷运转。但对于殡仪馆来说，要完成超过平时数十倍甚至上百倍尸体的火化工作非常困难，在灾区必须采取其他措施协助处置。

4. 大量尸体所致危害与创伤

尸体腐败分解后产生的有毒气体和液体也都能对人体造成不同程度的危害，还有可能使人中毒。部分传染病尸体所释放出的传染性病原体也会不断污染周围的环境，增加了相关人员感染的风险。此外，灾后大量尸体的堆积，也会给幸存者造成永久的心理创伤，如对尸体本身的恐惧和因看到尸体想起痛苦经历等。

（三）救援人员心理方面

救援队到达灾区后，救援人员在执行艰巨救援任务的同时，还要面对沉痛的灾区场景，尤其是直接接触和挖掘遇难者尸体的救援人员更是面临强大的生理和心理挑战。不仅受灾人群的心理健康需要关注，救援人员的心理健康危机也十分需要及时正确的疏导，因此制订针对现场救援人员的心理干预方案，与身体疾病预防同样重要。首先，必须让救援人员掌握相关科学知识，明确灾后大量暴露尸体不会导致传染病的发生，减少其焦虑和恐惧；其次，在接触尸体或部分残缺尸体时，佩戴防护装备、做好个人防护；最后，救援及处置结束后正确选择卫生防疫手段，并及时调整心态，必要时主动进行心理疏导和沟通，救援队应有专人进行观察随访。

目前，我国密切接触遇难者尸体的救援人员的心理干预工作逐步开展，关于这部分人群的后期心理追踪研究也在不断进行中，但仍需要多关注这方面，以完善整个救援工作，减轻灾后救援人员的心理负担。

第二节　灾后尸体处置标准与原则

灾后现场参与救援和尸体处置的人员较为复杂，部分国家和地区还未出台相应的法律法规，没有统一的操作方法方案，存在医疗、法律、伦理多方面风险。遇难者尸体的处置实践证明，建立我国灾难现场遇难者尸体处置程序标准十分重要，执行时有统一的操作标准可使得尸体处置活动有法可依、有据可循。如目前在地震现场参与遇难者尸体处置的人员包括幸存者、志愿者、搜救队员、处置队员、军队、公安等。

针对灾难现场遇难者尸体处置这个难题，世界卫生组织（WHO）、泛美卫生组织（Pan American Health Organization，PAHO）、红十字会与红新月会国际联合会（IFRC）联合制定的《灾后现场应急手册》、WHO 东南亚区制定的《应急尸体处置手册》及《灾后与应急环境卫生手册》（WHO/ROSEA，2004）等指导意见给各国提供了一些参考。事实上，由于遇难者尸体的处置融合医学、法律、伦理等要求，只有本国根据国情等出台的相应法律法规才更具可行性和实用性。出台国家层面的灾难现场遇难者尸体的医学处置程序标准，有利于指导专业救援队更加准确、安全地开展此项工作，从而有效避免医学、伦理和法律相关的问题。

目前全球灾后尸体处置中广为接受并采纳的是 WHO/PAHO 的《灾后尸体处置流程与措施》，主要内容包括：①由应急部门快速制定尸体处置的流程。②快速评估灾情、尸体处置所需的资源。③统一协调,设立专门官方发言人,负责提供遇难人数、遇难位置、搜索与识别等信息。④清楚准确地向遇难者家属提供遇难者的相关信息。⑤避免集体掩埋与火化,推荐单独掩埋,以便以后确认身份。⑥应尽一切努力确认尸体的身份。⑦制订针对现场救援人员的心理与生理干预方案。救援人员的心理健康危机十分重要,但易被忽视,需制订相应的方案解决。⑧明确暴露尸体不会导致传染病的发生。与幸存者传播疾病相比,尸体传播疾病的风险反而较低,需要加强这方面的宣传和健康教育,避免传染病暴发的核心内容是改善环境卫生条件和群众的恐慌担忧心理。⑨不主张对救援人员和公众大规模进行尸体传播疾病的疫苗接种与免疫运动,做好基本的防护便可降低感染的风险。⑩尊重受灾人群的文化、宗教信仰等。遇难者家属有权利进行相应的尸体处置和举行葬礼。明确大量尸体的身份确认工作必须进行,否则,处理不当会带来不必要的纠纷与法律诉讼,也会引起遇难者家属不满。

一、尸体处置人员防护方面

疾病预防控制机构应当指导医务人员和尸体运送、处置人员等按照疾病接触防护要求进行卫生防护。尸体中病原微生物的携带率与一般人群相似,对人群的感染风险可以忽略不计。但直接接触尸体的灾后现场救援人员有可能暴露并感染一些血源性传染病、肠道传染病及呼吸系统传染病,需要加强自身防护,有效降低感染的风险。鉴于一些现场救援人员缺乏尸体处置经验,应加强了解与注意一些潜在危险与基本防护措施。救援人员处理伤损严重的尸体时,要戴手套,反复使用的手套随时注意清洁与消毒,注意及时更换,避免个人物品的交叉感染。出血量大或有血液、体液飞溅时,推荐使用防护装备,对血液、体液及肠道排泄物等要进行全面消毒。饭前一定要洗手消毒。对尸体处置的所有相关设备,包括衣服、担架、车辆等均应做到全面彻底消毒，以降低感染风险。

二、尸体挖掘方面

中国国际救援队在到达受灾国灾难现场后，在搜救范围内，两种情况下救援队开展尸体挖掘，一为确认现场无幸存者，二为建立营救通道需要移除遇难者尸体。尸体挖掘的原则是尽量保持尸体完整，既为维护遇难者尊严，也为后续的身份认证提供方便。遇难者尸体移除后，救援人员需要对现场的所有相关设备进行全面彻底的消毒。所有操作都必须先进行安全评估，严格遵照救援人员安全第一的救援原则。在审核并确认领取人身份之后才能将相应尸体转交，对于不能目辩身份或找不到亲人的尸体，应交给当地负责部门。移交时记录好领取人的姓名和联系方式，有任何问题立即联系。每天救援任务结束后，进行总结反馈，随时调整救援计划。

三、尸体防护与移交方面

到达灾区后救援队应按照以下程序开展尸体处置工作：搬动前消毒、裹尸袋包紧、包紧后再次消毒、搬运至附近指定地点。对高度腐败尸体要进行全面消毒，用有效氯浓度为 3000mg/L 消毒液全面喷洒，裹尸袋包紧后再喷洒一次。若联系不上领取人，只能填写尸体卡，注明尸体发现的时间、地点和编号，然后一并移交给当地负责部门。

四、尸体处置方面

（1）在应急条件下，尸体最终处置方式有火化与掩埋两种。尸体火化后不具有传染性，但需要专用设备和大量燃料，同时耗时长，不适合灾后大批尸体的处置。在尸体身份未确认时也应避免火化，火化尸体时应避免污染大气和防止周围人群吸入中毒。另外，WHO 建议，可用石蜡油浸泡尸体后就地焚化。

灾后尸体处置的推荐方式是使用裹尸袋择地掩埋，掩埋时应避免污染地下水源，要注意预防尸碱中毒与除恶臭。尸体腐化分解后产生气体物质和液体物质，其中的多胺类化合物称为尸碱，可致人中毒。由于掩埋地土壤松动，有氧分解速度加快，湿度增加，利于病原微生物生长，但同时尸体腐败会产生热量和碱化土壤，又会加快微生物的灭绝速度。在清理大量尸体时，可能接触有害化学物质，所以应除恶臭，可戴用活性炭过滤的防毒口罩。热量的产生与掩埋深度有关：如掩埋深度 0.3m，几日内会产生大量热量；掩埋深度为 1.2m，会推迟几周发生。

尽管一些研究在墓地地表水中发现了一些病原微生物，但离墓地越远，其检出率越低，对一般人群不构成危害。因此，掩埋地点应选择细小颗粒结构、低空隙率、地势较高的沙土地，同时离河道等至少30m，离饮用水源地至少 250m，应为埋葬点制定安全界限，每具尸体应间隔 0.4m，不应叠放。此外，应尽可能避免集体埋葬，遇难者家属有权利和义务对尸体进行相应的处理和埋葬。

（2）根据当地宗教、文化、信仰背景采取不同方式处置尸体。尸体的转运、临时停放等都根据当地宗教、文化、信仰背景决定。

（3）尸体处置分为前期准备、尸体移出、临时存放、尸体移交四个环节。实践证明，上述四步流程的操作简单有效。第一步是前期准备：对救援人员进行专业培训，政府医疗救援保卫各组织分工明确，检查配备基础设备。要求医学救援人员进入现场时带上急救医疗背囊，救援人员带上搜救装备及裹尸袋，检查并评估活动安全性、制订好安全方案，并与当地政府相关部门沟通交流获得许可。第二步是尸体移出：幸存者的现场急救由医学救援人员主要负责，尸体的包裹则由救援人员进行。对于已经开始腐败的尸体，宜用裹尸袋先包好全面消毒后再用担架进行搬运移出。转运尸体时可根据距离选用合适的运输装置，如担架、拖车或直接抬着裹尸袋运送至附近的指定点。抬运尸体时即可填写尸体卡，给每具尸体及其随身物品和相关信息分配唯一代号，记录时间、地点、日期及负责团队名称。第三步是临时存放：尸体的临时存放点应避开临时伤患集结场所公众的视线，尸体的转送也应安排在幸存者转运完成之后，应用专业尸体运输工具。为避免混乱，存放前必须把每具尸体或残肢一并放入相应的裹尸袋并做好正确标记，及时填写尸体卡记录重要信息，条件许可时还可以拍摄正位照片、侧位照片各一张，以及搜救点 GPS 定位仪显示的经度与纬度。临时存放可在通风良好的情况下使用干冰，注意不可直接接触尸体，还可将冰块放入塑料袋内使用。第四步是尸体移交：正确的收敛尸体并搜集信息，通过尸体的法医学检查和匹配生前死后信息鉴别身份后，首选移交给家属，在确认核实领取人身份之后才能转交，同时记录领取人的姓名和联系方式。在无法辨认尸体身份或无家属前往认领时，可交给当地相关部门。每天要对转运的各项工具进行全面彻底的消毒。

（4）尸体处置原则：以人为本，尊重并保护死者尊严，尊重民族习惯，体谅失去亲人者；政府统一领导，分级管理，条块结合，以块为主；部门密切配合，分工协作、各司其职、各尽其责；保护救援人员，进行基本防护、彻底清洁卫生、全面消毒处理，及时有条理地汇报。

（颜龙萍）

第十一章

灾后心理健康危机研究与伦理问题

第一节　灾后心理健康危机研究的必要性

一、灾后心理健康危机

（一）灾后心理健康危机

灾难不仅给人们带来物质上的损失，还给人们造成了不可避免的心理健康危机。经历不同灾难后人们有不同的身心反应。在以往的救灾活动中，更侧重对生命、财产损失的救援，一定程度上忽视了对受灾人群的心理健康危机干预。目前，"没有心理健康危机干预的救灾不是完整的救灾"这一论断得到公认。

灾难发生后，受灾人群的心理健康危机如果得不到及时干预和疏导，会造成社会负面情绪堆积，进而影响到社会秩序的稳定与和谐。政府及时有效的心理健康危机干预不仅有助于恢复受灾人群及救援人员的心理健康，还是灾难发生后保持社会秩序稳定的有效手段，更体现了"以人为本"的原则。

经历重大灾难后人们会产生焦虑、抑郁、失眠、创伤后应激障碍等心理健康危机。重大自然灾难后受灾人群的心理健康危机主要表现为创伤后应激障碍、适应障碍、抑郁及焦虑等，同时也会出现创伤后成长（PTG）等积极改变。与自然灾难后的心理反应类似，重大人类相关灾难后，个体也会出现创伤后应激障碍、抑郁、焦虑和PTG等创伤后心理反应。负面情绪对人们的身心健康、生活质量，社会的安定都会产生不良的影响。

（二）灾后心理健康危机对不同对象的影响

1. 公众

研究发现，灾后公众心理健康危机多而广，主要是焦虑、抑郁、失眠、创伤后应激障碍等；失眠问题也较为严重。

2. 学生

在遭遇灾难后，学生易出现焦虑、抑郁、恐惧、疑病、强迫和攻击的心理健康危机。

3. 医护人员

以卡特里娜飓风为例，灾难发生后当地一些医护人员无家可归，在一夜之间面临着经济和精神上的崩溃。不少医生及其他急救人员存在抑郁和创伤后应激障碍。卡特里娜飓风过后两年，创伤后应激障碍占比、严重精神疾病发病率、自杀死亡率、有自杀想法和计划的占比都有所上升。

灾难具有长期的心理影响，特别是在儿童中。

二、灾后心理健康危机研究

灾后心理健康危机带来的影响不可小觑，所以研究灾后心理健康危机十分必要。

（一）灾后心理健康危机的触发机制（以学生为例）

1. 适应性机制

灾难容易触发学生的心理健康危机，如果学生的适应能力足够强，那么就能很好地应对这些变故；但若是适应能力较差，就很难应对这些变化，非常容易产生适应性障碍。

2. 情绪和情感机制

当学生长期处于不良的情绪状态时，如焦虑、抑郁、恐惧、失眠等，灾难便有很大可能触发学生的心理健康危机。例如，学业、家庭、与朋友相处等多方面的压力让学生难以平衡，造成焦虑、抑郁、恐惧、失眠等问题。适度的焦虑可以提高学生的认知水平，有助于增强感知、活跃思维，作为动力促使学生积极行动，以适当的方法解决问题；但是过度的焦虑则容易对学生造成不好的后果，会影响学生的心理，进而影响学生的行为，也不利于学生正确思考和分析面对的挑战和周遭环境，并做出合理的判断和决策。在面对灾难时，焦虑主要表现为对个人生命健康的过度担忧；恐惧则表现为对当前所处情境感到过度的担忧害怕，甚至会在灾难平息后仍然持续存在，并对其他事物产生同样恐惧心理。总之，负面情绪会影响个人的认知、思考、判断和行为。

在马斯洛的需要层次理论中，生理需要、安全需要是生存性需要，情感和归属需要、尊重需要和自我实现需要是发展性需要。如果生存性需要得到满足，而发展性需要长期无法得到满足，个体就极有可能产生一些心理健康危机，从而导致一些不良后果。

3. 自我意识机制

自我意识是指个体对自己的各种身心状态的认识、体验和愿望。它具有目的性和能动性等特点，对人格的形成、发展起着调节、监控和矫正的作用。正是由于人具有自我意识，才能对自己的思想和行为进行自我控制和调节，使自己形成完整的个性。学生的自我意识是随着年龄的增长不断发展的。良好的自我意识发展可以帮助学生确立目标、提高素质，让学生更好地适应学习和生活。不少学生由于受到各种消极因素的影响，在学习中存在某些情绪或行为问题，如自信心不足、自我贬低或自暴自弃倾向，总是怀疑自己的能力，在困难面前畏首畏尾、知难而退，不能对自己的学习进行调控等。不好的自我意识发展会让学生出现自我意识偏差，无法很好地适应学习和生活。缺乏客观正确的自我意识机制的学生更易出现上述心理健康危机。

（二）心理健康危机影响因素

不同的个体在经历灾难事件后会有不同的反应。其中，具有不同人口统计学特征的个体，灾后心理反应有显著差异。此外，研究者关注较多的影响因素是受灾程度与暴露程度、个体内在心理能力、父母特性及其对儿童的支持系统等。

此外，"危险因素模型"按照时间顺序，把危险因素分为灾难之前的因素、灾难之中的因素和灾难之后的因素，具体而言，分为：①灾难之前的因素（Pre-disaster factor）：包括受灾人群的性别、年龄、创伤经历等；②灾难之中的因素（Within-disaster factor）：包括灾难暴露程度及对灾难的主观感知等；③灾难之后的因素（Post-disaster factor）：包括资源流失、次级压力源、应对方式、社会支持等。对于灾难之前的因素、灾难之中的因素与灾难之后的因素这三者而言，随着灾后时间的推移，灾难之中的因素的影响逐渐减弱，灾难之后的因素对创伤后压力反应的影响逐渐增强。

第二节　心理卫生资源建设

心理卫生资源建设对灾后心理健康危机干预（Mental health crisis intervention，MHCI）是至关重要的，从心理卫生专家"个人战斗"的方式转变为 MHCI 团队合作，能减轻参与者的压力。而

MHCI 团队成员应明确自身角色所需的能力和自己的胜任力。

一、我国在重大灾难中的 MHCI 问题

灾难发生后的一大挑战是缺乏心理卫生资源,心理卫生专家较少。

(一) 重大灾难中 MHCI 系统有待完善

(1) 缺乏相关知识的宣传教育。长期以来,专业资源缺乏,对 MHCI 的意义也没有进行普遍的宣传和教育,政府和公众的了解度都不够高。

(2) 法律法规不完善。我国的 MHCI 立法起步晚,经验和知识还远远不够,相关的法律法规不够完善。

(二) 专业 MHCI 人员匮乏

(1) 专业 MHCI 人员短缺。

(2) MHCI 人员素质相差悬殊。灾后 MHCI 对救援人员的要求比较高,不仅需要专业 MHCI 人员掌握专业的心理学知识,对其职业道德、身心等方面的素质也有很高的要求,还需要其有大量的专业 MHCI 临床经验。然而目前,我国心理中心的认证程序还不规范,有些人只参加几天短期的培训就取得了心理咨询师的证书,并不具备专业的心理知识和丰富的实践经验,这些人参加灾后 MHCI 不仅不能满足受灾人群的需要,还有可能产生相反的结果,导致情况恶化。

(三) 缺乏针对不同对象的 MHCI 方案

不同人群需要不同的 MHCI 措施,而我国在重大灾难中缺乏对于不同年龄、不同学历、不同生活环境等人群采取针对性的 MHCI 措施的方案。采用同一套方案,效果不好。

（四）缺乏对各组织资源的有效协调机制

（1）缺乏整体的 MHCI 方案导致各组织无序介入。杂乱无章的组织会给受灾人群带来更大的心理灾难，有可能同一位伤患，不同的救援人员采取不同的 MHCI 方案，这会让受灾人群感到困惑苦恼，甚至加重心理健康危机，并且增加了对医护人员的不信任感，对于后期的针对性治疗也有一定影响。

（2）缺乏对媒体的正确引导。媒体是人们了解灾情的主要途径，其报道应及时、准确，便于在现场或不在现场的关注此事的公众了解到最新情况。是否及时公开准确的信息会直接影响人们的心理，政府应该引导媒体进行及时准确的报道，使人们第一时间了解灾情，安抚人心，避免造成恐慌。媒体工作者应正确把握好尺度，在不了解情况时有必要进行讨论商议。

（五）缺乏关于 MHCI 的长期政策

灾难给心理带来的伤害需要一个漫长的修复过程，少则几个月，多则几年、几十年甚至一辈子。灾后 MHCI 应着重进行"持久战"，长期观测灾后相关人员的心理状况并及时进行疏导，做好长期工作的准备。

二、MHCI 建设方法

国外对于重大灾难中 MHCI 的研究和实践起步早，提供了很多值得我们学习和借鉴的内容。

（一）注重理论研究

目前，关于 MHCI 的理论研究主要包含以下几个方面：第一，关于突发性灾难后的心理健康危机，针对不同年龄、不同背景的人员应根据其自身心理特征确定相应的 MHCI 方案，特别是某些弱势人群如受灾儿童、失去亲人的老人。此外，救援人员等的心理健康危机也应得到更多关注。第二，关于 MHCI 的手段和方法，首先应该针对不同年龄、不同背景的人群采取相应的手段和方案，借助沟通技术建立良好关系，建立和保持医患双方的良好沟通和相互信任，帮助有心理健康危机的人员恢复自信和增强对生活的满足感。第三，加强灾难心理卫生服务系统的研究，评估各 MHCI 机构的应急计划，完善MHCI 机构的法规法律。

（二）制定相应的法律法规

法律是政府和地方组织进行 MHCI 的有效保障。首先，灾难发生后，一切救援活动都可以有法可依，避免各种不专业操作引起的不良后果，也可避免各类人员混入造成场面混乱。其次，各组织合理分工，明确各自责任，可以更顺利有序地完成 MHCI 工作。最后，以相应的法律法规形式来规定救援人员的专业素质要求等，有利于救援活动更加顺利的进行。

（三）重视 MHCI 的人力资源建设

专业的人力资源队伍建设十分重要。例如，美国建立了专门的MHCI 人力资源数据库，并对人员选拔、任用、培训及评估制定了明确的管理制度，提高了前往灾区救援人员的专业素养要求，使得工作进行得更加顺利。

为确保 MHCI 的质量，随着救援行动的进展，需要对 MHCI 人员进行有效的培训和监督，必须有定期会议、培训计划和监督时间表等。

三、重视重大灾难 MHCI 的预防工作

（一）政府加强宣传与教育

目前，许多国家越来越重视 MHCI 的预防工作，突出了宣传与

普及心理健康危机与危机干预知识的重要性。应根据实际国情加强对 MHCI 知识的宣传与教育活动，提高人民群众对于灾难的危机意识，帮助人们掌握基本的防范心理健康危机的知识与技能，从而使得人们在重大灾难发生时能最大程度地临危不乱，有效做到自救与互救，尽可能地减少心理健康危机的发生。一方面要宣传关于 MHCI 的知识，另一方面要鼓励受灾人群自我治愈，增强自身调节能力。自行调整恢复是最好的心理调节方式。

（二）完善应急预案

完善的 MHCI 应急预案是重大灾难中开展 MHCI 的重要依据，是为可能发生的重大灾难制定的应急处理方案，能帮助政府在突发灾难时及时有效地开展 MHCI 活动且保证活动有效开展。其主要目的是对突发灾难中受灾人群、遇难者家属和救援人员等可能出现的心理健康危机进行有计划、有组织的心理干预，使其危机得以控制或者解除。完善的应急预案能很大程度地降低灾难带来的损失，避免 MHCI 活动中出现人员混乱与组织无序等场面。完善应急预案可包括制定不同时段、不同人群的 MHCI 的应急预案，建立合理的 MHCI 人员系统和调整好人力资源的统筹调配三部分。

四、增强 MHCI 人才队伍建设

（一）加强学科教育

要想培养出专业的人才队伍，应加强 MHCI 的学科教育，在高校中设立专门培养 MHCI 专业人员的课程。目前我国心理学相关专业主要以临床心理学、儿童心理学、社会心理学为主，还没有专门的 MHCI 专业。

（二）充实专家库

MHCI 是一项专业性强、持续时间长的工作，急需在科学理论的指导下进行。我国在这方面的专家主要包括心理学家等。他们具有扎实的理论基础和丰富的实践经验，可以主要进行理论研究，制定 MHCI 原则和针对不同人群的应急预案，并通过大量的理论学习和实践经验在已有的理论基础上不断完善，为下次实践提供指导。

（三）加强专业人员的资格认证

对于志愿者的培训不能急于求成，应制定相应的法律法规加强志愿者 MHCI 的资格认证，提高 MHCI 人员的进入门槛，以有心理学相关专业基础的人员为主；对他们的培训内容应具有针对性，主要是灾难心理健康危机这方面，应侧重手段和技能的培训；实施对取得 MHCI 资格人员的终身教育制，定期更新 MHCI 的内容和手段，使 MHCI 活动进行得更加顺利。

五、针对不同的受灾人群采取相应的措施

（一）不同民族

我国是一个多民族的国家，每个民族有各自的习俗和文化传统。因此，MHCI 活动应结合受灾地区的实际情况，尊重各民族的习俗，在沟通交流时既要解决语言沟通的障碍，又要与民族习惯、信仰相契合，采用合适、具有针对性的心理健康危机干预措施。

（二）青少年儿童

青少年儿童这个特殊的群体，因为其心智不成熟、身体没有发育

健全等，成为受到灾难影响非常大的群体。首先，在灾难发生后的初期，最重要的是要保证青少年儿童的安全，因为他们大多没有自保能力，医疗意识不强。其次，向青少年儿童宣传心理健康危机的简单知识，让他们了解自身出现的身心反应，如害怕、焦虑、担忧、恐惧等是正常的，减少他们的恐慌。同时，减少媒体接触，在没有家长陪伴的情况下青少年儿童容易被媒体引导。最后，建立专门的青少年儿童心理援助活动中心，针对性地对青少年儿童这类特殊群体采取有效措施和手段。

六、建立政府主导、各社会资源参与的心理健康危机干预模式

（一）发挥政府主导作用

政府是人民群众的核心，在抢救生命和财产的同时，应立即启动突发事件预案开展 MHCI，充分发挥政府在 MHCI 过程中的主导作用，减少公众的恐慌，增强公众的安全感。

（二）建立社会支持系统

积极动员各社会民间组织，建立起社会支持系统；完善民间组织参与到重大灾难后 MHCI 的立法。政府也应大力扶持社会中 MHCI 专业组织的发展，建立统一的机构整合来自社会的 MHCI 资源，从而得到更多的援助，使 MHCI 工作更加顺利地开展。

（三）正确引导媒体

政府应正确引导媒体的报道，及时提供权威的信息。一方面，引导媒体从正面的角度进行报道，但要把握好尺度，过分正面也很难让关注灾情的人们了解实际情况；另一方面，政府应在灾难发生后利用

媒体的有效资源，向公众传播关于心理健康危机的常识和如何自救和互救，加大灾难安全知识的宣传教育，提高公众灾难心理健康危机等方面的意识。

七、重视心理健康危机的持续干预

（一）重视长期"心理重建"

建立长期心理援助平台，提供心理援助热线，设立心理重建情况及需求的信息发布机构。应充分发挥当地志愿者的力量，根据当地特殊的文化和习俗制订针对性的心理援助方案，使得心理援助中心当地化，以便更好地为受灾人群服务，使救援和灾后MHCI活动顺利开展。

（二）提供资金保障

心理援助机构、心理援助热线和平台的建立和运行，专业人员的配备和研究都离不开强大的资金保障。政府应从多方面长期筹集心理援助资金，如国际心理援助基金、政府专项拨款、社会募捐等。

（颜龙萍）

参考文献

Aacharya RP, Tiwari S, Shrestha TM. Ethics in Humanitarian Services: Report on the Earthquake in Nepal [J]. Indian Journal of Medical Ethics, 2017, 2 (1): 25-29.

Adam B. Treating Refugees from Syria and Beyond: A Moral and Professional Responsibility [J]. Journal of the American Academy of Child & Adolescent Psychiatry, 2017, 56 (10): 803-804.

Aliakbari F, Hammad K, Bahrami M, et al. Ethical and Legal Challenges Associated with Disaster Nursing [J]. Nursing Ethics, 2014, 22 (4): 493-503.

Aung MN, Murray V, Kayano R. Research Methods and Ethics in Health Emergency and Disaster Risk Management: The Result of the Kobe Expert Meeting [J]. International Journal of Environmental Research and Public Health, 2019, 16 (5) : 770.

Bagcchi S. Risk of Infection after the Nepal Earthquake [J]. The Lancet Infectious Diseases, 2015, 15 (7): 770-771.

Basnyat B, Dalton HR, Kamar N, et al. Nepali Earthquakes and the Risk of an Epidemic of Hepatitis E [J]. The Lancet, 2015, 385 (9987): 2572-2573.

Ben-Ezra M, Palgi Y, Aviel O, et al. Face it: Collecting Mental Health and Disaster Related Data Using Facebook vs. Personal Interview: The Case of the 2011 Fukushima Nuclear Disaster [J]. Psychiatry Research, 2013, 208 (1): 91-93.

Christian MD, Devereaux AV, Dichter JR, et al. Introduction and Executive Summary: Care of the Critically Ⅲ and Injured during

Pandemics and Disasters: CHEST Consensus Statement [J]. Chest, 2014, 146 (4 Suppl): 8S—34S.

Christian MD. Triage [J]. Critical Care Clinics, 2019, 35 (4): 575—589.

Dawes N, Franklin R, McIver L, et al. Post-disaster Mental Health Servicing in Pacific Island Communities: An Integrative Review [J]. International Journal of Disaster Risk Reduction, 2019, 38: 101225.

De Bruin D, Liaschenko J, Marshall MF. Social Justice in Pandemic Preparedness [J]. American Journal of Public Health, 2012, 102 (4): 586—591.

Dellasala DA, Goldstein MI. Encyclopedia of the Anthropocene [M]. Oxford: Elsevier, 2018.

Durocher E, Chung R, Rochon C, et al. Understanding and Addressing Vulnerability Following the 2010 Haiti Earthquake: Applying a Feminist Lens to Examine Perspectives of Haitian and Expatriate Health Care Providers and Decision-Makers [J]. Journal of Human Rights Practice, 2016, 8 (2): 219—238.

Erbeyoğlu G, Bilge Ü. A Robust Disaster Preparedness Model for Effective and Fair Disaster Response [J]. European Journal of Operational Research, 2020, 280 (2): 479—494.

Eyal N, Firth P. Repeat Triage in Disaster Relief: Questions from Haiti [J]. PLoS Currents, 2012, 4: e4fbbdec6279ec.

Floret N, Viel JF, Mauny F, et al. Negligible Risk for Epidemics after Geophysical Disasters [J]. Emerging Infectious Diseases, 2006, 12 (4): 543—548.

Fuller L. Justified Commitments? Considering Resource Allocation and Fairness in Medecins Sans Frontieres-Holland [J]. Developing World Bioethics, 2006, 6 (2): 59—70.

Grimaldi ME. Ethical Decisions in Times of Disaster: Choices Healthcare Workers must Make [J]. Journal of Trauma Nursing, 2007, 14 (3): 163—164.

Hanfling D, Altevogt BM, Viswanathan K, et al. Crisis Standards of Care: A Systems Framework for Catastrophic Disaster Response [M]. Washington DC: the National Academies Press, 2012.

Hayes P, Kelly S. Distributed Morality, Privacy, and Social Media in Natural Disaster Response [J]. Technology in Society, 2018, 54: 155—167.

Hu H, He Y, Zhang S, et al. Streamlined Focused Assessment with Sonography for Mass Casualty Prehospital Triage of Blunt Torso Trauma Patients [J]. The American Journal of Emergency Medicine, 2014, 32 (7): 803—806.

Hu H, He Y, Du X, et al. Chief Complaints Associated with Mortality Involving Civilian Transport after Wen-chuan Earthquake [J]. European Journal of Emergency Medicine, 2014, 21 (5): 364—367.

Hu H, Yao N, Qiu Y. Comparing Rapid Scoring Systems in Mortality Prediction of Critically Ⅲ Patientswith Novel Coronavirus Disease [J]. Academic Emergency Medicine, 2020, 27 (6): 461—468.

Hu X, Su Y. Psychological Rescue Work ahead for Nepal: Lessons from the Wenchuan Earthquake [J]. Journal of Psychiatric and Mental Health Nursing, 2015, 22 (6): 353.

Hunt M, Pal NE, Schwartz L, et al. Ethical Challenges in the Provision of Mental Health Services for Children and Families during Disasters [J]. Current Psychiatry Reports, 2018, 20 (8): 60.

Iserson KV, Moskop JC. Triage in Medicine, Part I: Concept, History, and Types [J]. Annals of Emergency Medicine, 2007, 49 (3): 275-281.

Johnstone MJ. Health Care Disaster Ethics: A Call to Action [J]. Australian Nursing Journal, 2009, 17 (1): 27.

Jones L. The Question of Political Neutrality when Doing Psychosocial Work with Survivors of Political Violence [J]. International Review of Psychiatry, 1998, 10 (3): 239-247.

Joshi PT, Dalton ME, O'Donnell DA. Ethical Issues in Local, National, and International Disaster Psychiatry [J]. Child and Adolescent Psychiatric Clinics of North America, 2008, 17 (1): 165-185, x-xi.

Karadag CO, Hakan AK. Ethical Dilemmas in Disaster Medicine [J]. Iranian Red Crescent Medical Journal, 2012, 14 (10): 602-612.

Keim M. Managing Disaster-Related Health Risk: A Process for Prevention [J]. Prehospital and Disaster Medicine, 2018, 33 (3): 326-334.

Kennedy D, Wainwright A, Pereira L, et al. A Qualitative Study of Patient Education Needs for Hip and Knee Replacement [J]. BMC Musculoskeletal Disorders, 2017, 18 (1): 413.

Kennedy K, Aghababian RV, Gans L, et al. Triage: Techniques and Applications in Decision Making [J]. Annals of Emergency

Medicine，1996，28（2）：136—144.

King KF，Kolopack P，Merritt MW，et al. Community Engagement and the Human Infrastructure of Global Health Research ［J］. BMC Medical Ethics，2014，15（1）：84.

Larkin GL. Ethical Issues in Disaster Medicine ［M］. Cambridge： Cambridge University Press，2009.

Lateef F. Ethical Issues in Disasters ［J］. Prehospital & Disaster Medicine，2011，26（4）：289—292.

Lewis CP，Aghababian RV. Disaster Planning，Part I：Overview of Hospital and Emergency Department Planning for Internal and External Disasters ［J］. Emergency Medicine Clinics of North America，1996，14（2）：439—452.

Lin JY，Anderson-Shaw L. Rationing of Resources：Ethical Issues in Disasters and Epidemic Situations ［J］. Prehospital and Disaster Medicine，2009，24（3）：215—221.

Medical D. Sandy Response Points to Possible Bigger Role for Ethics during Disasters ［J］. Medical Ethics Advisor，2016，28（12）： 2—3.

Merin O，Ash N，Levy G，et al. The Israeli Field Hospital in Haiti—Ethical Dilemmas in Early Disaster Response ［J］. The New England Journal of Medicine，2010，362（11）：e38.

Morgan O，de Ville de Goyet C. Dispelling Disaster Myths about Dead Bodies and Disease：The Role of Scientific Evidence and the Media ［J］. Revista Panamericana de Salud Pública，2005，18（1）： 33—36.

Morgan O. Infectious Disease Risks from Dead Bodies following Natural Disasters ［J］. Revista Panamericana de Salud Pública，

2004, 15 (5): 307—312.

Morgan OW, Sribanditmongkol P, Perera C, et al. Mass Fatality Management following the South Asian Tsunami Disaster: Case Studies in Thailand, Indonesia, and Sri Lanka [J]. PLoS Medicine, 2006, 3 (6): e195.

Morgan WMP. The Treatment of War Wounds [J]. The Lancet, 1917, 190 (4899): 98.

Nelson EJ, Andrews JR, Maples S, et al. Is a Cholera Outbreak Preventable in Post-earthquake Nepal?　[J]. PLoS Neglected Tropical Diseases, 2015, 9 (8): e0003961.

Newman L. Asylum Seekers and Refugees—How should Psychiatry Respond? [J]. Australasian Psychiatry, 2016, 24 (1): 5—6.

O'Mathúna DP, Gordijn B, Clarke M. Disaster Bioethics: Normative Issues when Nothing is Normal [M]. Dordrecht: Springer Netherlands, 2014.

Perry F. The Ethics of Resource Allocation in Disasters. Anticipate Ethical Issues before a Crisis Occurs [J]. Healthcare Executive, 2015, 30 (3): 54—55.

Pou AM. Ethical and Legal Challenges in Disaster Medicine: Are You Ready? [J]. Southern Medical Journal, 2013, 106 (1): 27—30.

Rabins PV, Kass NE, Rutkow L, et al. Challenges for Mental Health Services Raised by Disaster Preparedness: Mapping the Ethical and Therapeutic Terrain [J]. Biosecurity and Bioterrorism, 2011, 9 (2): 175—179.

Raikes J, Smith TF, Jacobson C, et al. Pre-disaster Planning and Preparedness for Floods and Droughts: A Systematic Review [J].

International Journal of Disaster Risk Reduction，2019，38：101207.

Schopper D，Upshur R，Matthys F，et al. Research Ethics Review in Humanitarian Contexts：The Experience of the Independent Ethics Review Board of Médecins Sans Frontières［J］. PLoS Medicine，2009，6（7）：e1000115.

Tansey CM，Anderson J，Boulanger RF，et al. Familiar Ethical Issues Amplified：How Members of Research Ethics Committees Describe Ethical Distinctions between Disaster and Non-disaster Research［J］. BMC Medical Ethics，2017，18（1）：44.

Varghese SB. Cultural，Ethical，and Spiritual Implications of Natural Disasters from the Survivors' Perspective［J］. Critical Care Nursing Clinics of North America，2010，22（4）：515－522.

Wagner JM，Dahnke MD. Nursing Ethics and Disaster Triage：Applying Utilitarian Ethical Theory［J］. Journal of Emergency Nursing，2015，41（4）：300－306.

Watson JT，Gayer M，Connolly MA. Epidemics after Natural Disasters［J］. Emerging Infectious Diseases，2007，13（1）：1－5.

Wengert JW. Jean Dominique Larrey（1766－1842）：Surgeon of the Guard［J］. Military Medicine，1979，144（6）：414－417.

Wessells MG. Do No Harm：Toward Contextually Appropriate Psychosocial Support in International Emergencies［J］. American Psychologist，2009，64（8）：842－854.

Wissow LS，Rutkow L，Kass NE，et al. Ethical Issues Raised in Addressing the Needs of People with Serious Mental Disorders in Complex Emergencies［J］. Disaster Medicine and Public Health

Preparedness，2012，6（1）：72—78.

Xi Y，Chen R，Gillespie AL，et al. Mental Health Workers Perceptions of Disaster Response in China ［J］. BMC Public Health，2019，19（1）：11.

安媛媛，伍新春，陈杰灵，等. 美国9·11事件对个体心理与群体行为的影响——灾难心理学视角的回顾与展望 ［J］. 北京师范大学学报（社会科学版），2014（6）：5—13.

曹力，侯世科，樊毫军，等. 中国国际救援队赴海地救援中实施尸体处置与传染病预防 ［J］. 中华医院感染学杂志，2010，20（23）：3721—3722.

陈敬贤. 救援物资的储备决策 ［D］. 合肥：中国科学技术大学，2016.

冯庚. 院前急救时的检伤分类——概述 ［J］. 中国全科医学，2012，15（2）：231—232.

冯正直，柳雪荣，陈志毅. 新冠肺炎疫情期间公众心理问题特点分析 ［J］. 西南大学学报（社会科学版），2020，46（4）：109—115，195.

顾克胜，宋端铱，邵永聪，等. 汶川地震一线救援人员灾后应激相关障碍状况分析 ［J］. 军事医学科学院院刊，2010，34（5）：476—479.

郭建勋. 群体伤员检伤分类的再研究 ［J］. 中华灾害救援医学，2014，2（4）：182—185.

侯世科. 中国灾难医学救援队建设的现状与思考 ［J］. 上海医学，2012，35（7）：565—568.

胡卫建，李元峰. 建立灾难医学区域性紧急救援医疗体系的构想 ［J］. 西部医学，2010，22（3）：393—395.

金磊. 日本政府防灾行政管理及都市综合减灾规划 ［J］. 海淀走读大

学学报，2005（1）：73—81.

康德英，洪旗，李幼平，等. 地震后遇难者的尸体处置与传染病预防的系统评价［J］. 中国循证医学杂志，2008，8（8）：575—580.

李鸿. 灾难性报道背后的媒体权利［J］. 新闻传播，2011（8）：38.

李小玲，张雷. 军队核应急医学救援队人员编组探讨［J］. 解放军医院管理杂志，2017，24（11）：1015—1017.

梁凌韬. 我国行政犯罪立法完善研究［D］. 重庆：西南政法大学，2018.

刘纪宁，杨雍，吕汝琦. 医疗救援队在应急救援中的功能定位［J］. 检验医学与临床，2014，11（4）：563—564.

刘亚华，王立祥，杨慧宁，等. 5次国际灾害医学救援中遗体挖掘处置的经验分析［J］. 中国消毒学杂志，2014，31（4）：380—382.

罗天雨，霍颖，梁霞. 突发性灾难背景下学生心理问题的分类、触发机制与预防策略［J］. 教育观察，2020，9（43）：54—55，94.

马婧杰，马显明. 对民族地区灾害心理援助的几点思考——以玉树震后心理干预为例［J］. 攀登，2013，32（1）：60—63.

孟庆勇，吴志东，贺智. 武警救援医学专业人才素质培训模式初探［J］. 医学信息（中旬刊），2011，24（2）：702—703.

南裕子，张晓春，庞书勤. 灾害的预防准备及重建：灾害前沿护士的职责［J］. 中华护理杂志，2008，43（12）：1061—1064.

彭碧波，陈虹，郑静晨. 地震灾害现场遇难者遗体医学处理研究［J］. 中国急救复苏与灾害医学杂志，2012，7（5）：393—396.

彭曦. 灾后媒体的作用与责任［J］. 西部广播电视，2016（12）：63—65.

钱会，罗筑娟. 灾难报道伦理问题探析［J］. 采写编，2018（1）：79—81.

师曾志. 公共传播视野下的中国公民社会的发展以及媒体的角色——

以汶川地震灾后救援重建为例［J］. 传奇·传记文学选刊（理论研究），2009（1）：13－18，26.

石悦. 论疫情防控期间医务人员的权益保护［J］. 中华结直肠疾病电子杂志，2020，9（3）：318－322.

孙妍. 灾难医学中的伦理问题［J］. 中华现代护理杂志，2013，19（34）：4308－4309.

汪建荣. 30年卫生立法的发展进程［J］. 中国卫生法制，2009，17（1）：8－9.

王丹，王越，刘海霞. 突发性灾难重大事件后公众对心理服务的认知和需求［J］. 灾害学，2021，36（1）：153－156，163.

王东明，郑静晨，李向晖. 灾害医学救援中的检伤分类［J］. 中华灾害救援医学，2014，2（4）：186－190.

王睿之，刘泽溪. 灾害报道中的伦理风险与报道策略［J］. 新闻研究导刊，2019，10（16）：160，190.

吴楠. 媒体在我国灾害救助社会动员中的角色及作用［J］. 辽宁行政学院学报，2010，12（2）：11－12.

吴楠. 试论我国媒体在灾害救助社会动员中的角色冲突［D］. 沈阳：东北大学，2010.

伍新春，周宵，林崇德，等. 青少年创伤后心理反应的影响机制及其干预研究［J］. 心理发展与教育，2015，31（1）：117－127.

邢娟娟，姜秀慧，杨力. 紧急救助员在应急救援工作中的基本要求（二）［J］. 中国安全生产科学技术，2008，4（1）：78－81.

邢娟娟，姜秀慧，杨力. 紧急救助员在应急救援工作中的重要作用（一）［J］. 中国安全生产科学技术，2007，3（6）：82－84.

徐伟. 院前医疗急救人员的决定权研究［D］. 上海：上海交通大学，2015.

徐晓莉，杨国斌，苏义，等. 应急医学救援中的医学伦理矛盾与处置

方法探讨 [J]. 人民军医，2009，52（12）：850－851.

闫吉. 我国政府在重大灾难中的心理危机干预研究 [D]. 沈阳：沈阳师范大学，2014.

杨德慧，姜思朋，李玉光，等. 重大自然灾害后遗体处置应急预案研究 [J]. 灾害学，2010，25（4）：115－119.

杨军，张媛. 网络环境下政府危机信息管理的新思路 [J]. 重庆工学院学报（社会科学版），2007，21（11）：24－26.

臧伟伟，付芳，伍新春，等. 自然灾难后身心反应的影响因素：研究与启示 [J]. 心理发展与教育，2009，25（3）：107－112，128.

张勤. 保障公众知情权任重道远 [J]. 新闻爱好者，2008（8）：53－54.

张雪琴. 国外重大灾害心理援助机制和组织方式的研究 [J]. 现代预防医学，2011，38（6）：1057－1059，1062.

赵明雪，毛雪岷，章震. 面向震灾的应急救援物资调配模型研究 [J]. 物流科技，2020，43（2）：13－16，33.

赵炜，黎檀实. 应完善和发展我国的灾难医学 [J]. 中国危重病急救医学，2003，15（4）：195－196.

郑宏. 新闻采访与心理调控——从心理学角度谈新闻采访应注意的问题 [J]. 新闻传播，2003（9）：67－68.

中国医学救援协会灾害救援分会. 大规模伤害事件紧急医学应对专家共识 [J]. 中华卫生应急电子杂志，2016，2（4）：204－212.

中华医学会灾难医学分会，中华预防医学会灾难预防分会，中华医学会科学普及分会. 中国灾难预防应急联盟蓝皮书 [J]. 中华危重病急救医学，2018，30（6）：515－517.